海上医事
——近代上海中医文化

总顾问　严世芸　段逸山
总编审　王键
总主编　黄瑛　梁尚华

医林闻趣

编撰　黄瑛

上海科学技术出版社

图书在版编目（CIP）数据

医林闻趣 / 黄瑛编撰. —上海：上海科学技术出版社，2019.1

（海上医事：近代上海中医文化 / 黄瑛，梁尚华总主编）

ISBN 978-7-5478-4264-5

Ⅰ.①医… Ⅱ.①黄… Ⅲ.①中国医药学－医学史－上海－近代 Ⅳ.①R-092

中国版本图书馆CIP数据核字（2018）第269606号

项目资助

1. 本丛书由上海文化发展基金会图书出版专项基金资助出版

2. 上海高校一流学科建设项目（科学技术史）资助

3. 上海自然而然中医药发展基金会资助项目

海上医事——近代上海中医文化·医林闻趣

黄　瑛　编撰

上海世纪出版（集团）有限公司
上海科学技术出版社　出版、发行
（上海钦州南路71号　邮政编码200235　www.sstp.cn）
苏州望电印刷有限公司印刷
开本 700×1000　1/16　印张 10.5
字数 120千字
2019年1月第1版　2019年1月第1次印刷
ISBN 978-7-5478-4264-5 / R·1746
定价：48.00元

内容提要

  《医林闻趣》主要描写近代上海滩一些医人药事趣闻。书中在对陈莲舫、张骧云、丁甘仁等四十多位近代上海著名医家的临床诊疗、日常生活、社会交往、雅趣嗜好等方面的史料文献广泛收集的基础上，编撰成有趣的标题故事，以重现海派中医鲜活的医人事迹，以及这一时期上海中医药文化的多姿多彩，更体现上海中医海纳百川、包容扬弃的胸襟。

  全书分"医人趣闻""医事闻趣""药事闻趣""名人与中医轶事"四个部分，内容描写浅显生动，不仅可供中医专业人员、史学研究者参考，也适合对中医有兴趣的读者阅读。

对历史之温情与敬意

秋天的景意并未完全消尽，立冬踩着厚厚的落叶，披着清澈高远的蓝天，伴着纷乱的微寒粉墨登场，进入了一个万物收藏、育阴涵阳、为春季的勃发做储备的阶段。这几天，我或在灯光下，或在高铁行程中，用心地阅读着"海上医事———近代上海中医文化"的书稿，回顾历史，联系当下，放眼未来，不由地引发了许多文化方面的思考。

中医文化，源远流长。究其滥觞，可追溯至上古三皇时代。《尚书》曰："伏羲、神农、黄帝之书，谓之《三坟》，言大道也。"伏羲制九针、神农尝百草、黄帝传医道，不仅是中医文化之源，也是中华文明之源。

《唐律名例疏议释义》曰："中华者，中国也。亲被王教，自属中国，衣冠威仪，习俗孝悌，居身礼义，故谓之中国。"言中华文明者，必言中华文化也。自中华大地诞生第一件陶器伊始，中华文化便与中华文明一起孕育、成熟、演绎、绵延。古代人民创造了光辉灿烂的文化，文化哺育滋养了博大精深的中医药学，中医药学又以其独特的文化，熏陶和涵育着一代又一代的华夏人民。

大约 6 000 年前，古代先民便已在上海西部腹地崧泽一带耕种生息，发崧泽文化之端绪，启海上文明之曙光。战国时期，领土不断兼并，人口频繁迁徙，吴越文化与楚文化、中原文化相继融合，奠定海派文化之根基。深受崧泽、吴越文化之浸润的海派中医，肇始于唐代，兴起于宋元，鼎盛于明清。晚清开埠，百川汇流，一时群星璀璨、欣欣向荣。民国期间，欧风东渐，大医先贤们，一方面弘扬国粹，容纳新知，积极探索中医发展之路；另一方面，在传统医学危机存亡之际，勇于挺身而出，坚决捍卫中医地位与尊严。中华人民共和国成立后，党和国家对中医药事业极为重视，海派中医迎来了久违的春天，重新焕发出勃勃生机。在社会主义新时代，中医药学作为中国传统文化的精髓，又承载着复兴中国传统文化的历史使命。习近平总书记提出："中医药学凝聚着深邃的哲学智慧和中华民族几千年的健康养生理念及其实践经验，是中国古代科学的瑰宝，也是打开中华文明宝库的钥匙。"在这种背景下，"海上医事——近代上海中医文化"系列丛书的出版，极具现实意义，可谓适逢其时。

"海上医事——近代上海中医文化"丛书由梁尚华和黄瑛领衔编写，上海中医药大学科技人文研究院多位专家参与，是集体研究成果的结晶。该丛书内涵丰富，从不同角度考察了近代上海中医药文化的表现形式，极具文化、学术和史学价值。约略言之，其主要内容如下。

一、《医政医事》——斟民国之医政，酌当今之得失

《医政医事》辑录了民国时期上海实施或颁布的与中医相关的法律、法规，以及公布后所产生的社会反响和相关重大事件。

《旧唐书·魏徵传》说："夫以铜为镜，可以正衣冠；以史为镜，可以知兴替；以人为镜，可以明得失。"以民国之医政为镜，可知兴替而明得失。现代医政制度肇始于民国时期，然而当时社会动荡、战乱频仍，医之政令频繁变动、朝令夕改，从最初之"漏列否定"，到后期之"自治管理"，均未能给中医教育一个合理地位，导致在上海创办的多所中医学校在纷乱的政令中风雨飘摇、举步维艰。此外，当时的医政制度基本仿照西方，罔顾中国实际，导致水土不服、文化冲突。从这些特色政令与事件中，既可看出当时国民政府对传统医学的冷漠与摧残，亦可看到中医前辈为维护中医地位与尊严而做出的不懈努力与不屈抗争。

二、《讲稿选萃》——研名师之讲义，究岐轩之奥赜

《讲稿选萃》辑录了民国时期上海中医教育名家丁甘仁、包识生、恽铁樵、程门雪、章巨膺、秦伯未、承澹盦、钱今阳、许半龙的各科讲义，按医经、诊断、临床各科排序，还节录其中能反映名家教育思想和临床特色的内容，并配以教材图片。

"讲义"一词，原指讲经说义，后亦指讲经说义之稿。唐代羊士谔在《郡斋读经》一诗中谈其读经心得，道："息阴惭蔽芾，讲义得醍醐。"先贤论道，知无不言、言无不尽。丁甘仁等前辈之讲义，乃其毕生心血所凝聚，岐轩之奥赜、仲景之义理，无不蕴涵其中。如能细心研读、悉心揣摩，必能登堂窥奥，如醍醐灌顶、豁然开朗，如春雨润物、沁人心扉。

三、《名医传芳》——述名医之生平，传杏林之芳馨

近代上海，名医荟萃、学术交融。他们创社团、建医院、办学校、印报刊、编书籍，留下许多佳话，在近代中医史上描绘出浓墨重彩的华章。

《尚书·君陈》曰："至治馨香，感于神明。黍稷非馨，明德惟馨。"近代中医先贤们不仅医术精湛，而且品德高尚。追忆先贤往事、缅怀其鸿轩凤翥之风，可以更加全面、深入地感悟为医之道。本书收集、整理了丁甘仁、王仲奇、张骧云、朱南山、蔡小香、恽铁樵、严苍山、章次公、顾筱岩、程门雪、秦伯未、陆瘦燕等五十余位近代上海中医名家的生平事迹、医事活动、医学成就，并简要介绍其学术特色，使读者既可了解医家其人其事，亦可略晓近代上海中医的发展历程。

四、《名家方案》——读名家之医案，钩治病之良方

近代著名思想家章太炎先生曾说："中医之成绩，医案最著。欲求前人之经验心得，医案最有线索可寻，循此钻研，事半功倍。"清代医家周学海亦云："宋以后医书，唯医案最好看，不似注释古书之多穿凿也。每部医案中，必有一生最得力处，潜心研究，最能汲取众家之所长。"医案是前辈医家治疗经验的如实记录，亦是其一生行医最得力之处，用药之道，治病良方，靡不具备。如能悉心挖掘，钩沉索隐，必然大有裨益。

《名家方案》辑录了晚清至民国期间上海中医名家的医案著作，选录何鸿舫、陈莲舫、汪莲石、丁甘仁、曹颖甫、朱南山、陈筱宝、张山雷、恽铁樵、曹惕寅、王仲奇、陈无咎、祝味菊等名家医案，并从医者、疾病、患者等角度进行简单评述，使读者从这些医案著作具体鲜活的临床诊治个案中，了解近代中医医家的医学观点、医疗方法，近代的常见病、多发病，以及医学实践中的人文情怀。

五、《医事广告》——搜医事之广告，揽医林之胜景

"广告"一词，顾名思义，广而告之也。中国的广告文化，渊源流长。灯笼、酒旗、对联、匾额，皆为广告的雏形。唐代杜牧有诗云，"千里莺啼绿映红，水村山郭酒旗风"，即是对酒肆广告的一种描述。

医事广告，古已有之，而且数量颇为可观。时至近代，伴随着报刊等新型广告载体的涌现，现代意义上的广告才真正出现。近代上海医药广告，林林种种，蔚为可观，无疑是一道亮丽的文化风景线。

本书对晚清开埠至中华人民共和国成立近百年间的医药广告，进行纵向梳理、分类编撰。其中既有五花八门的各种医药广告载体，也有形形色色的医药广告内容；既有海上名医的广告趣闻，

也有中药老字号的广告生意经；既有国货运动中的医药广告，也有医药广告领域的传奇事迹。阅览此书，可以从一个新的视角去认识和了解上海近代医疗文化的丰富和多姿。

六、《医学交流》——记医学之交流，录海上之风云

晚清以降，世事变幻，风云激荡，西学东渐的思潮席卷中华大地，传统医学首当其冲。在异域文化的强势攻击面前，国人茫然无助者有之，颓丧失意者有之，屈膝投降者有之，然而更有高瞻远瞩之士，积极交流、多方沟通，探索中医发展之路。无论是西医的"强势闯入"，还是中医的"自信走出"，都离不开上海这一政治、文化、经济、医学等诸多方面的荟萃之地。

《医学交流》辑录了1840～1949年间上海医学的对外交流情况，由展会、书籍、技术、药物、疾病、教育、人物、机构等内容组成，涵盖了沪上药物贸易、医药交流展览、医技传播、医界医事、医校医院、各类译本等诸多方面的基本情况，使读者可以领略近代上海医学交流的风云画卷。

七、《医林闻趣》——载医林之轶事，瞻先贤之雅趣

《医林闻趣》将近代上海中医药领域的一些著名医家的临诊特色、日常生活、社会活动、人际交往、雅趣嗜好等方面的趣闻轶事，编撰成可读性较强的叙事性故事，以重现当时海派中医鲜活的医人事迹。全书分为"医人趣闻""医事闻趣""药事闻趣""名人与中医轶事"四部分，就像多棱镜一样折射出这一时期上海滩各路医家多姿多彩的临床特色和包容扬弃的医学文化氛围。

八、《药肆文化》——鉴药肆之文化，观国药之浮沉

《药肆文化》主要介绍了近代上海国药业的情况。上海自开埠以后，国药业进入了繁荣时期，著名的"四大户""八大家""四大参号"及粹华、佛慈等药厂纷纷建立，上海国药业亦组成了国药业同业会及国药业职工会等组织，参与了近代上海的救国运动。

本书通过对药肆文化的记述，向读者介绍了近代上海国药业许多不为人知的一面，以此纪念那个风云动荡的年代，国药业与之沉浮的动人故事。

九、《医刊辑录》——溯期刊之往昔，忆国医之峥嵘

寻访老期刊，是一次别开生面的揽胜之旅。然而，回顾中医药的老期刊，更多的是一趟文化苦旅。翻开这些泛黄的册页，满目触及的是战斗的檄文、激烈的辩述，还有深刻的反省。历史上的中医药从未如此窘困，也从未如此澎湃。

本书收集 1840～1949 年上海行政区划内出版和发行的中医药期刊 10 余种，从中发掘有意义的文章、期刊背后的故事、创办的前因后果等，并简单介绍期刊的开办时间、发行周期、板块设置、创办者和出版者、期刊特点、重要文章等。内容取材广泛，围绕期刊讲故事，以求展现近代中医药老期刊的精神风貌。

十、《医家遗墨》——品大师之遗墨，赏儒医之风骨

古人云，闻弦歌而知雅意，而赏医家之翰墨，更能领略其儒者之风范，高雅之情操，恬澹之心境。

海上中医大师们不仅医术精湛，而且多擅长笔墨丹青。例如，寓居上海的一代名医王仲奇先生，不仅以新安王氏内科的高明医术饮誉海内外，而且学问造诣深厚，医案文采飞扬，常引经据典，且工于书法，故深得著名画家黄宾虹赏识，黄氏曾称赞其处方："笔墨精良，本身就是书法艺术品。"又如，海派名医程门雪多才多艺，有诗、书、画"三绝"之誉。国画大师王个簃称其"不以诗名，而境界高雅，时手鲜有其匹"。

《医家遗墨》介绍近现代上海中医名家的著书手稿、处方药笺、题署序跋、诗画文墨等，图文并茂，并联系社会文化背景，稍加释读，使读者感受当时医家的笔墨文化。

结语

传统是从过去传延到今天的事物。凡是被人类赋予价值和意义的事物，传延三代以上的都是传统。传统的功能是保持文化的连续性，为社会带来秩序与意义。传统是人类智慧在历史长河中的积淀，是世代相传的行为方式，是规范社会行为、具有道德感召力的文化力量。而传统的特色又往往是其生命力之所在。纵览全书，"海上医事——近代上海中医文化"有以下特色。

文化立意，钩深致远。一个民族的复兴或崛起，常常以民族文化的复兴和民族精神的崛起为先导。中医药学作为中国传统文化的精髓，同时承载着复兴中国传统文化的历史使命。"国医大师"裘沛然曾说："医学是小道，文化是大道，大道通，小道亦通。"故本系列丛书以文化立意，从文化角度来探讨海派中医，可谓探赜索隐，钩深致远。

包罗万象，无所不涵。本系列丛书涵盖了海派中医文化的方方面面，如医政、讲稿、医案、广告、期刊、书画等，林林总总，不一而足，似万花筒般包罗万象、无所不涵，又如多棱镜般折射出五彩缤纷、绚烂夺目的文化百态。书中既有钩深极奥、严谨务实的讲义、医案等，又有通俗易懂、生动活泼的趣闻、轶事，故适合各类人群阅读。

以史为镜，酌古斟今。本系列丛书不仅从文化角度横向探讨海派中医的各个方面，而且从史学角度纵向梳理海派中医的发展脉络，使医学研究更加全面严谨，愈发血肉丰满。《战国策》说："前事之不忘，后事之师。"传统医学的发展，如同"泛泛杨舟，载浮载沉"，并非一帆风顺。民国时期，"瑰宝蒙尘"，海派先贤们一方面竞尚新学，冀图振兴，一方面涵泳古今，铁肩卫道；而"浮薄幸进之流，则视吾国固有文化如敝屣，毋问精粗，罔辨真伪，唯恐扫除之不力，甚至有倡言废除汉文者，直欲从根本上消灭中华文化，更何惜于民族医学。"（裘沛然语）反观今日，仍有浅鄙之流诋毁中医，抛出"废医验药"之谬论。故以史为镜，酌古斟今，重温那段历史，对我们当今如何发展中医，仍具现实意义。

陈寅恪先生曾说："华夏民族之文化，历数千载之演进，造极于赵宋之世。后渐衰微，终必复振。譬诸冬季之树木，虽已凋落，而本根未死，阳春气暖，萌芽日长，及至盛夏，枝叶扶疏，亭亭如车盖，又可庇荫百十人矣。"北宋王安石有诗云："岁老根弥壮，阳骄叶更阴。"历经五千年风雨沧桑的中医必将伴随着中华民族和中华传统文化的全面复兴而重新焕发绚丽光彩。大风泱泱，大潮滂滂，海派中医，以其"海纳百川、有容乃大"的气魄，亦必将站在时代潮流的浪尖尽展英姿，再领风骚。钱穆先生曾说："任何一国之国民，尤其是自称知识在水平线以上之国民，对其本国已往历史应该略有所知。所谓对其本国已往历史略有所知者，尤必附随一种对其本国已往历史之温情与敬意。"值兹"海上医事——近代上海中医文化"即将付梓之际，乃握管濡毫，书是序以弁简端。

王　键

戊戌年立冬时节于少默轩

医疗卫生是与民生息息相关的事业，其发展不仅有赖于社会经济、文化的水平，更可映射出这一时期的社会文明程度，而传统中医更是与中国社会及人文精神密切相关。

　　上海自开埠以来，迅速成为近代中国的商业、工业、金融中心，在经济、文化繁荣兴旺的同时，也带来了医疗卫生事业的昌盛。这一时期的上海，吸引了周边乃至全国各地的中医名家长期驻足，成为中医药文化发展和传播的重要地区。但近代西风东渐的社会环境下，中医始终面临着生存危机，在得不到国家政策、财力等支持的情况下，上海中医界在积极抗争救亡的同时，吸取西方医学的科学思想，通过兴办中医学校、创办中医社团、发行医学报刊、编写学校教材来培养中医人才，并借鉴西方医学先进的科学理念，积极开办医院、建造药厂、创办中医书局来促进当时的中医药事业发展。因此，尽管近代中医药发展在政策上受到了压制，但是在当时的上海地区，中医药事业发展还是呈现出了百家争鸣、百花齐放的繁荣局面，并成为近代中医药学术发展的中心。

　　近代的上海，由于地域、经济、人才等方面的优势，始终引领着中医药学术和文化发展方向，而上海中医界善于兼容并蓄，具有勇于扬弃、开拓创新的汇通新思想，逐渐形成了具有多元文化背景、海纳百川的海上中医现象，即后人所称的"海派中医"。

"海上医事——近代上海中医文化"丛书通过对近代，特别是民国时期上海医政医事、医家传略、名家医案、医家传薪讲稿、民国医刊、医家遗墨、医林闻趣、药肆与药厂等方面的重温和描述，试图从多个角度向读者展示近代上海中医药学术和文化特色，使读者在阅读后既能了解近代上海中医药发展的历史，又能领略多姿多彩的海派中医文化现象。

本套丛书分为十册，分别为：《医政医事》《名医传芳》《名家方案》《讲稿选萃》《医刊辑录》《医家遗墨》《医林闻趣》《药肆文化》《医事广告》《医学交流》。每册书中适当配以图像资料，以增加内容阅读的生动性和有趣性，使阅读群体不仅仅局限于中医专业人士，更有广泛的受众。

丛书编撰过程中，在收集具有代表性的近代中医政策、中医事件、中医代表人物生平事迹时，尽量将一些目前正在研究但尚未报道或报道较少、鲜为人知的中医人、中医事及医家遗作遗墨等收录丛书，以充分展示近代上海中医药发展的历史脉络及中医药人文特色。

编　者

2018 年 4 月

编写说明

自 1843 年开埠以后，上海迅速成为中国商业、工业、金融中心。经济、文化的繁荣兴旺，也带来了医疗卫生事业的昌盛。这一时期的上海，一方面逐渐接受西方医学的传入，从建立教会医院开始，兴办西医教育和公立、私立西医医院，成为国内西医人才高地及西医传播的中心城市；另一方面，吸引了周边乃至全国各地的中医名家长期驻足，成为传统医学发展和传播的重要地区。近代上海中医界积极兴办中医学校、医学社团，发行医学报刊，编写医学教材，培育了一大批中医药事业接班人。同时又创办医院、建立现代化药厂、开设中医书局、成立中西医学研究会。这一时期的上海中医呈现出百家争鸣、百花齐放的繁荣的局面，使上海成为近代中医药学术发展的中心。

本书在广泛披览近代历史文献特别是民国中医史料的基础上，收录了陈莲舫、张骧云、丁甘仁、夏墨农、王仲奇、曹颖甫、陆士谔、顾筱岩在内的四十余位上海中医名家的临床诊疗、日常生活、社会交往等逸闻趣事，以及发生于近代上海的一些医事药闻，通过故事形式编撰，以展现近代上海中医临床和中医文化的丰富色彩。

全书分"医人趣闻""医事闻趣""药事闻趣""名人与中医轶事"四个部分。其中"医人趣闻"以医家为故事切入点，以人带事来刻画医人性格;"医事闻趣"以某一事件为切入点,来展示医家临诊风采、雅趣嗜好,一些与中医相关的趣闻也收载其中;"药事闻趣"讲述中药的魅力和民国药界故事;"名人与中医轶事"记载了名人求医趣闻、名人与中医交往轶事等。各部分归列若干个医林故事,每个故事各立标题为目,以概括故事内容,并吸引读者眼球。

本书的编写,力求内容新颖、情节生动有趣,既能展现近代海派中医特有的风采,又能突出上海中医名家各自鲜活的个性,并有较强的可读性。

本书有较为广泛的读者群,不仅适合中医专业人员、史学研究人员、中医院校的学生阅读,也适用于热爱中医、对中医历史有兴趣的读者阅读。

本书在编写过程中得到了上海中医药大学科技人文研究院领导的大力支持及相关专家的有益建言,得益于编委会同仁的互相帮助。于此一并感谢!

本书虽几经修改,仍有不足或不妥之处,希望读者能够不吝指正。

黄　瑛

2018 年 10 月

医事闻趣 —— 35

■ 名人与中医轶事 —— 121

■ 参考文献 —— 141

医人趣闻

挫折成就医名

青浦名医陈莲舫（1837—1914年），名秉钧，又号乐余老人，青浦陈氏十九世医。早年随祖父陈涛侍诊，得其传而过之。精通内、外、妇、儿各科。早期悬壶于青浦珠溪镇（今上海市朱家角镇），因医术高超，四方求治者甚众。曾五次奉诏入京为皇帝和太后诊病，疗效颇佳，被封为御医。晚年悬壶上海北海路，求治者门庭若市。应聘赴湖北为湖广总督张之洞治病，逢张之幕僚李平书，与之结为莫逆交。光绪二十九年两人与中医朱紫衡等创立医学会，光绪三十二年又创办上海医务总会。

陈莲舫刚出道时喜欢结交官场上的朋友，当时松江府有个叫钱少怀的举人，和陈莲舫结为知交。一次，钱举人得了伤寒重症，陈莲舫亲自上门为好朋友诊脉开方，并安慰钱夫人，只要坚持服药调理，毛病会好转的。不料，服药后钱举人的毛病一点没有起色，反而一天重一天，最后竟一命呜呼。

殡殓那一天，陈莲舫备了祭礼来吊唁故友。钱夫人听到陈莲舫来了，身穿重孝，号啕大哭，跪在陈莲舫面前，拜了四拜，一面哭一面说："陈家伯伯辛苦你了，我家夫君已死，没有什么好报答你，请受我一拜，算是补报吧！"陈莲舫在一厅堂的宾客面前受到这番羞辱，真是难堪极了，只好灰溜溜地走了。

当众蒙羞后，陈莲舫没有意志消沉，而是总结经验教训，更加刻苦钻研医术，使得自己的医技有了很大的提高，最终获得了病家的认可，逐渐在社会上有了好的名声。不少官场上的人物也常常来找陈莲舫看病，如朝廷中的张之洞、刘坤一、岑春煊、盛宣怀等都与陈莲舫有往来。特别是治好了盛宣怀的梅毒病而医名大振，于是在上层官场中赢得了很好的口碑。

张聋聋临诊趣事

上海本土医生张骧云（1855—1925年），又名世镳。因耳聋，世人都称其张聋聋，久而久之，其原名反倒没有人叫了。

张聋聋脾气古怪且守旧，已经是民国年代了，脑后还是留一条辫子，头顶瓜皮帽，身着长袍马褂，脚上竹布袜、双梁鞋。那时上海已经流行坐小轿车了，但是他还是坐轿子出诊。张聋聋脾气倔强，但本实仁和，医德高尚、医术高明，善治各类伤寒症，特别是各种危重疑难杂症，经他治疗常常能药到病除，被病家称为"一帖药"。他的诊金低廉，受到广大贫病者的欢迎，不少病人宁愿挨骂也要来求诊，所以南京路张氏诊所经常是门庭若市，诊所里也常常会发生一些有趣的故事。

滑稽态博患者一笑

有一次，张聋聋在诊所为人诊病，适逢友人来访，两人匆匆交谈了几句后，友人随即告辞。张聋聋起身送别，随手拿起柱子上悬挂的草帽戴在头上，谁知这个草帽顶已经脱去，一戴到头上随即就滑到颈部，如套上枷锁的样子。诊所里候诊的病人见到此状，都忍俊不禁大笑，但是张聋聋仍旧从容而出。待他不多时返回诊室，才对大家讲了原委：病人最忌心境抑郁，我之所以做这样滑稽的动作，主要想博得诸君一笑，使得大家心中大乐，这样病痛比用药救治疗效更快。由此事可见，张聋聋不仅善用药物治疗，更善于运用情志疗法，通过调节患者情绪来治疗疾病。

骂治夹阴伤寒

还有一次，张聋聱诊所里来了一个年轻男病人，全身发热面赤，伴有小腹绞痛，双下肢厥冷，上腹部胀满，或呕吐或腹泻，甚至有舌卷、阴囊收缩等症状。张聋聱望了下患者的眼神，又看了舌苔，触摸一下太阳穴后面血管搏动，把了脉搏。然后勃然大怒地骂道："你这小后生，没有脑子格？不要命啦，家主婆租得来格？"直骂得病人满脸通红，羞愧难当而低头不语。

原来这病人得的是"夹阴伤寒"，又叫"七日猎底伤寒"，是因为房事过度，且不慎受凉导致。

张聋聱骂过之后，忽然像变了一个人似的，和颜悦色地告诫病人如何保养身体，切切不要玩命，最后开出一张方子。病人回家，仅一帖药下肚病就好转了。

张聋聱有一个好友问他，假使外地有人生了这种病，来不及到上海来请他医，不是没命了吗？张聋聱大声回应道："郎中又不是我一个，中国这么大，本事比我大的郎中不知有多多少少，还怕不能医吗？你不要来捧我。"弄得这个朋友很不好意思。但张聋聱说过以后，又和颜悦色地对他讲："我有个土方可以告诉你：活鸽子一只，用碗锋剖开肚皮，鸽子还在跳动，肚子内放进麝香若干，用纱带将鸽子绑在病人肚脐眼上，名为'外肤拔寒'，这土方用在缺医少药的地方，也是一种急方法。"这位朋友将此方广为介绍，果然效果很好。

张聋聱就是这样一个心直口快、但医术高明、医德高尚的人，但凡碰到这类病人，非痛骂一顿不可，病人也甘心情愿，口服心服。

砒霜治虫蛊

某一天，张氏诊所来了一个病人，肚大如鼓，骨瘦似柴，自称每天食米二斤还吃不饱，一天到晚总想吃，可身子却越来越瘦，四肢乏力，连坐也坐不稳了。

张聋聋切了脉后，问了症状，按了按病人的肚皮，略微思索一下，就开了一张药方，嘱咐病人须饿肚子一日，方可食药，三天之内，病情就会好转。

病人高兴地拿了药方，回家一看，见上面只开一味药："砒霜四两。"这一看直吓得他吐出了舌头，心想，砒霜是毒药，谁人不知？更何况要吃四两，这不是要毒死我吗？再想想又觉得张聋聋是个名医，决不会乱开药方的。于是决定先配二两砒霜吃吃看再说。砒霜服下以后，只觉腹痛如绞，不多时便出许多白色长虫，最长的竟达七寸。排便之后肚里顿觉轻松了许多，本来鼓起的肚皮也瘪了下去。身上逐渐有了些力气，食量也比服药前减少，身体感觉好多了。

过些日子，他来到了张聋聋处复诊。张聋聋问过他服药的情况，随即对他讲："你没有照我的剂量服药，现在毫无办法了。"病人说："那我再补吃二两砒霜不就行吗？"张聋聋忙回道："不行了，不行了！因为你肚皮里的虫子太多了，只服二两砒霜，没办法把虫子全部打下来，现在再补吃，剩下的虫子已经学乖了，不会再吃你服下的砒霜了。虫子不肯吃砒霜，砒霜之毒就会被身体所吸收，你就会中毒而死。"说完连连摇头。

经张聋聋这样一说，病人回到家之后就心神不宁了，心想自己不吃药也是等死，吃药或许能有生还的机会呢？左思右想最后还是补吃了二两砒霜，服下不到一刻工夫，就中毒身亡了。（以上医家治病方法，读者切勿贸然模仿）

经方典型曹颖甫

曹家达（1866—1938年），字颖甫，出身于江阴周庄的一个书香世家。自幼天资聪明，年少喜读张隐庵注的《伤寒论》，父亲见了很感欣慰，认为读书之外，如能懂得医理，也是有益于世的。

曹颖甫从小就见识了张仲景经方神奇的疗效。16岁那年，父亲患寒症腹泻，汗出凝如膏，肌肤冷如石，神志恍惚，身体虚弱，一夜数次惊醒，十分危急。赵云泉先生用大剂附子理中加吴茱萸、丁香之类，投药一剂，汗敛体温，泻止神定，连服几剂，痛止病愈。1893 年，曹颖甫赴南京应试途中患病，抵南京时病情已经十分危重了，他的表伯陈葆精通医学，诊脉之后说：病本当速愈，但多次发汗，津液已耗。他特地购买来荷叶露和梨，并对颖甫讲：口渴即饮，饥饿即吃。曹颖甫听从其言，半日食尽。傍晚时他又叫侍者送来一小碗桂枝白虎汤，曹颖甫服后顿感全身舒畅，随即安然入眠，一觉达旦，病情由此好转。从此曹颖甫对张仲景学说越发崇拜了，但是当时由于父亲希望他能够考科名，故未能得以全力研习。然在他的科举途中常会遇到医文兼擅之人，例如中孝廉时的考官嘉定秦芍龄先生懂得医理，南菁书院的山长（院长）黄以周先生是汉学大师兼精医学，使他可以常常向他们请教医学问题。

36 岁后曹颖甫开始专门学习张仲景《伤寒论》《金匮要略》，并逐渐尝试用经方为家人治疗疾病。例如，母亲邢夫人患泄泻，他用大剂附子理中汤治疗；病但坐不眠，时吐痰浊，用皂荚丸；病痰饮，用十枣汤。家婢病蛔厥用甘草粉蜜汤疗，潘氏若华病肠痈投以大黄牡丹汤治，无不应手而效。于是认为，张仲景的医学思想，金元四家那里能窥见他的万分之一，仲景言论，利益广大。之后他便产生了以医学救世的想法。

1927 年曹颖甫来到上海，在南市江阴街挂牌行医。这时孟河丁甘仁先生在老西门内石皮弄创办了上海中医专门学校，请他主讲伤寒课程。曹颖甫在讲授《伤寒》《金匮》课程时常携带水烟筒和纸煤（点火之用）一把，边吸边讲。课堂上常常选择仲景学说中一些深奥微妙的问题启发学生，学生亲聆后都心悦诚服．从而忽略了他课堂上的离奇行为。

当时一些中医专校学生如上海秦伯未、丁济华，丹徒章次公，吴江许半龙，苏州王慎轩，宁波严苍山等，加上后来入门的学生姜佐景、吴凝轩、史惠甫等还常去曹颖甫寓所聚会，师生对文学与医理上的相关问题进行讨论，使得大家的医学和文学素养得以提高。因临床处方用药以《伤寒》《金匮》为准则，学生们也都以经方派典型称誉曹颖甫。

朱南山拜师学医记

朱南山（1871—1938年），名庆松，又名永康，江苏南通人，近代著名的医学家，上海朱氏妇科的开山鼻祖。

朱南山幼时家境贫穷，年少随父亲在南通的一个小镇子上开了一家小杂货铺。他从小聪明伶俐，看到周围的同龄人学儒习医的比比皆是，心中就萌生了学医的念头，于是别出心裁地备了一份礼品，托人辗转送给当地德高望重、精通内、外、妇各科的名医沈锡麟，希望能拜师学医。沈锡麟由于年事已高，自觉力不从心，于是婉言拒绝了。

拜师未果的朱南山没有因此而气馁，他心中拜师学医的想法一直未曾放弃过。有一次，他打探得知沈家大院需要找书童，于是经过自己的努力终于争取到了这个差事，以书童身份走进了沈家大院。沈锡麟家中藏书非常丰富，朱南山小小年纪便懂得珍惜和把握这次机会，他在这个大宅子里，除了每天完成各种杂活之外，便是秉烛夜读。作为书童，因为灵活和勤快也深得沈锡麟的喜爱，而带着强烈的求知欲望的他常常在沈锡麟兴致高的时候提问请教，从中受益颇多。

在沈锡麟生日那天，门前车水马龙，贵客盈门，他当着众徒弟慎重宣布："你们都有点功名（此指师出有名），惟独松庆是白衣人（此意未入师门），只念过几年私塾，但最得我心，勤奋好学，甘于吃苦，我今天就收他为入舍弟子。"

过了没多久，沈锡麟因精力不济，无法看门诊了。他提出让朱南山代他应诊，而朱南山生怕招来嫉妒，回说："所有师兄都比我年长，比我有学识，我岂敢坐在这里？请老师在原位躺着歇息，我在边上号脉开方，开出的方子让您来审定。"朱南山就此开始侧坐一边给病人诊病，不少病案因得到老师亲自指点，使他领悟更快，医技大长。

沈锡麟去世后，朱南山受同门排挤被撵出了沈家大门，天资聪颖的他独自回到小杂货店挂出行医招牌。不少乡亲闻讯前来看病，朱南山用心诊治，疗效显著，由此声誉渐起。但又遭一些同行的嫉妒。于是他便离乡背井，先到崇明岛开诊，后又辗转到上海滩，希望能一展宏图。

1916年朱南山到上海行医，但一开始出师不利，便动了回乡的念头。有位梳头娘姨的儿子得了臌胀病，群医束手无策，危在旦夕，经朱南山诊治后妙手回春。梳头娘姨大为感激，于是将其东家，上至达官贵妇，下至小家碧玉全部介绍给救命恩人，朱南山自此开始专攻妇科疾病。因临床辨证确切、用药富有魄力，往往一帖见效，人称"朱一帖"，誉满上海滩。1933年，他于申城闹市区另辟诊所，名"南山小筑"，以治妇科杂病及不孕症著称，每日诊治量多达二百余号，成为上海滩妇科一大家。

恽铁樵弃文从医记

恽铁樵（1878—1935年），名树珏。江苏武进孟河人，近代小说家、医学家。他先从事文学编辑工作，后来从医。曾创办中医函授学校，主张阐发古义、融会新知。著有《群经见智录》《伤寒论辑义按》《脉学发微》《温病明理》等医书二十二种，另有《聊斋志异演义》、译作《豆蔻葩》等文学作品。

恽铁樵1906年南洋公学毕业后，赴湖南长沙任教，后回上海浦东中学执鞭，1911年担任商务印书馆编译，1912年任《小说月报》主编。正当事业有成之时，因14岁长子阿通患伤寒而不幸去世，次年二子、三子又因患伤寒而先后夭折，而略通医道的恽铁樵对此却爱莫能助，无力回天。于是痛定思痛，遂发奋研究张仲景《伤寒论》，并拜了当时上海滩上的伤寒名家、新安籍医家汪莲石为师，同时拜访同门、上海名医丁甘仁。空余期间更不断回顾研究三个儿子的病情。

一年之后，恽铁樵的四子又患伤寒，出现了发热恶寒、无汗而喘症状，恽铁樵自己诊断为太阳伤寒麻黄汤证。请来为儿子诊治的名医，用治疗温病的豆豉、山栀、豆卷、桑叶、菊花、杏仁、连翘等来疏风清热，投药后不见疗效，发热喘急愈加严重。恽铁樵经过一整夜的考量之后，决定自己开一剂麻黄汤试试。他对夫人说道："三个儿子都死于伤寒，这次医生又无能为力，与其坐着等死，还不如服药而亡。"夫人不敢多言，只能让孩子服药。未料一剂药下肚后，患儿渐渐肌肤湿润，喘息减缓，第二剂药喝下去，出了很多汗，热度也退下了，喘急也逐渐平息。在恽铁樵及其夫人精心治疗和护理下，儿子终于捡回了一条性命。

经过这件事以后，恽铁樵更加信服仲景伤寒方了，他花了大量精力来研究《伤寒论》经方，在业余时间为亲朋好友看病，经他诊治疾病一般多能治愈。有一次，他报社一个同事的孩子因伤寒阴证而病情危急，邀请了一个沪上名医来治疗，但病情未见起色，于是他请恽铁樵过来试试。前面有治疗自己四子伤寒病的经历，恽铁樵仔细观察患儿后分析了病情，开出了四逆汤治疗，孩子服下一剂便转危为安。同事感激万分，并登报鸣谢："小儿有病莫心焦，有病快请恽铁樵。"有口碑相传，再加上报纸的宣传，前来求治者日渐增多，利用业余时间研医的恽铁樵有些应接不暇了。于是他在 1920 年正式辞去《小说月报》主编的职务，开始悬壶济世的生涯，挂牌不久便门庭若市，声名远扬。

国学大师章太炎与恽铁樵为文朋医友，他非常欣赏恽铁樵的医术，凡亲朋好友生病，通常介绍到去他那里就诊。有一次，章太炎 76 岁的哥哥章椿柏生了一场重病之后，呃逆六昼夜不停，手足肿胀，头面亦肿，舌干，烦躁，病势危险。章太炎邀请恽铁樵诊治，前面的医生都主张用专治呃逆的丁香柿蒂汤治疗，恽铁樵诊断后坚决反对。他认为，病人患顽固性呃逆是由于年高久病，津液干涸所致，不同于一般的呃逆之证，所以用丁香柿蒂汤必然无效，主张用犀角地黄汤凉血润燥。章椿柏亦通中医，认为此方不合常理而不敢服用，但碍于章太炎的面子，勉强服了一剂，不料当晚即酣睡通宵，第二天早晨呃逆也有所减轻，浮肿渐渐消退，继续调理而愈。

医文双辉的陆士谔

青浦陆士谔（1878—1944 年），是近代上海医文双辉的名医和小说家，一生创作了百余部小说，撰写了医书十多种。特别值得一提的是他在 1910 年发表了充满理想的小说《新中国》(又名《立宪四十年后之中国》),全书共分 12 回,以一个梦贯穿,预言了 100 年后,中国将举办万国博览会,地点便在上海浦东,书中主人公"陆云翔"便就是作者本人。小说中写道:在上海浦东要召开一个万国博览会,中外游客都要来。小说里的陆云翔一觉醒来,与妻子游历上海,惊讶地发现,租界的治外法权已经收回,昔日趾高气扬的洋人见了中国人彬彬有礼,而街头的新生事物更多,以往经常碰撞行人的电车也改为地下行驶,"把地中掘空,筑成了隧道,安放了铁轨,日夜点着电灯,电车就在里头飞行不绝"。更让陆云翔惊讶的是:"一座很大的铁桥,跨着黄浦,直筑到对岸浦东。""现在浦东地方已兴旺得与上海差不多了。"妻子告诉他,大桥是为开博览会才建造的。在小说结尾,陆云翔被门槛绊了一跤后跌醒,方知梦幻一场。妻子说:"这是你痴心梦想久了,所以,才做这奇梦。"丈夫却答:"休说是梦,到那时,真有这景象,也未可知。"一百多年后的今天,陆士谔《新中国》中梦幻般的描述一些已经变成了现实,他的小说至今被人津津乐道。

陆士谔医学成名之道和他的文学作品一样的有趣,曾从青浦朱家角名医唐纯斋学医,1922 年来上海悬壶。开业之初,由于在上海没啥名声,自然也乏人问津,多时无病家请诊。当时他熟识的小说界前辈海上漱石生孙玉声在四马路(现福州路)昼锦里开了上海图书馆,过来邀请他去上海图书馆内开设诊所。孙玉声同时指点说,如果要想有生意,一定要先通过报刊广而告之地宣传,这样才能有一定的知晓度。于是,陆士谔在昼锦里上海图书馆开诊后,从 1925 年 1 月 3 日起,不间断地在《金刚钻报》上刊登诊例、撰写文章进行宣传,提高自己和诊所的知名度和影响力。例如,他在《金刚钻报》上刊登的诊例广告:

科目:伤寒,温热,疟疾,妇科胎前产后,调经种子各杂病。

诊金:门诊二元,出诊英租界六元,远则递加,拔号加倍,号金加一,通函论诊四元。

时间:上午十时至下午三时门诊,午后三时出诊。

寓址：英租界四马路昼锦里口老紫阳观隔壁上海图书馆。

即便这样，一开始诊所生意还是清淡，于是他不免有点灰心丧气。世界书局的沈知方知道后对他讲："登广告不登则已，要登非登第一版直行不可。"但是当时第一版直行广告费用比较高，凭陆士谔当时的经济情况负担不起，于是沈知方就拿着他的广告稿直接去报社帮他登了头版。

广告刊登后的某一天，有个广东富商路经陆士谔诊所，看见他正在为病人诊脉开方，便上前攀谈。交谈间他发觉陆士谔深谙医理，于是就讲了他老婆患疯癫病多年，在虹口一个名医处诊治几年不愈，曾又请若干西医诊治，都没有好转的迹象。通过和陆士谔交谈之后，想请他去试试看，是否有办法？并如例付了四元出诊费。

有人请诊，陆士谔当即随之而去。经过诊断，他觉得这种疯癫病，非下一帖猛剂无济于事。但是这帖药如果对路，则沉疴立起；如果药方不对路，也会有性命之虞。此时他也顾不得许多了，硬着头皮开了一个投石问路药方。虽然是辨证处方，但是因为药头用得比较重，他心里自然有一丝担忧。出于慎重起见，当时只开了一剂药给病人服用。

回到诊所之后，陆士谔用诊金所得请图书馆的人上饭馆聚餐，一来喝点酒给自己壮胆，二来万一治疗有闪失，大家在一起可以帮忙解围。用餐之际，学徒前来禀报，病家来诊所找他了。陆士谔顿时心中忐忑不安，忙问道：病家神色如何？答道：好像还蛮正常的。这才一块石头落地。饭后，他马上又去探望病情。一到病家，富商就对他讲，夫人喝完药以后，泻下了好多污血，然后安然入睡，醒来后要吃东西了。陆士谔知道泻下污血排出了体内的毒邪，属于正常的反应，于是他嘱咐家人多给病人喝粥，帮助身体恢复。第二天富商又来诊所，看到他就长揖道谢：夫人喝了粥后不但血止，而且神智已清，希望再请一诊。

经过陆士谔半个多月的调理，夫人身体痊愈康复，广东富商感激不尽，欲以重金酬谢。陆士谔表示，不要重金酬谢，只要为我做做广告。于是富商除了在亲友同乡间宣传介绍外，还在当时影响最大的《申报》上刊登广告一个月，以致鸣谢。从此陆士谔医名大振。

有趣的是，致谢广告引起了曾经为富商夫人治病的某个名医大为不满，认为病家赞扬陆士谔的同时，也就贬低了自己的声望，要求停止宣传。陆士谔对此置之不理。于是名医准备去法院状告陆士谔。在打官司之前，他先去摸了一下陆士谔的底牌，结果着实让他吃惊：原来陆士谔大弟陆守经是毕业于美国威斯康星大学的政治学博士，回国后时任上海市审判厅厅长。他认为如果上诉无异于以卵击石，于是只能不了了之。

此事之后，陆士谔诊所门庭若市，诊务蒸蒸日上。不久之后，诊所迁至汕头路新居挂牌行医，每天上午 10 点至下午 2 点，日门诊量 100 号，挂号费 4 块大洋，门诊结束后还要出诊。

诊暇之余陆士谔笔耕不辍，在报刊上开辟了"诊余随笔""管见录""寒窗医话""论病"等一系列栏目，谈医论药，文笔生动有趣。《金刚钻报》编辑施济群曾在报道中称赞陆士谔先生所撰"诊余随笔，颇得读者欢迎"。这一时期他的医文并茂，一定程度上也提高了自己的行医声望。

隐逸于医界的武术名家佟忠义

河北沧县籍医家佟忠义（1878—1963 年），字良臣，满族，武术名家。祖上为清朝皇族（正白旗），始祖燕青觉罗佟国荣随清入关，遂定居沧州，开设武馆授徒，兼理正骨科和针灸推拿科。以武术和医术名闻遐迩。

佟忠义幼时禀赋瘦弱，被亲邻讥笑他为"蝼蚁胳膊灯草腿"。开始随父学武，与同辈孩子练武比艺时，常常不及别人。于是发奋习武练功，晨昏不辍，之后练就一身好武功，尤其是摔跤一项，遍游各地无对手，比赛获奖无数。他 13 岁开始随父学习正骨伤科和针灸推拿，15 岁协助父亲兼理医务。1900 年在东北怀仁县任正骨伤科医官，1909 年在北京南苑禁卫军任正骨伤科医官和武术摔跤教官。1920 年迁居上海，先后在中华新路、石门一路开设诊所，治疗范围是正骨伤科、针灸推拿科，并担任上海国术馆少林门主任教师，为人谦和诚正，不尚虚伪，桃李遍及南北。

1922 年佟忠义办上海忠义拳术社，有一天社里忽然来了十几个身材高大的青年人，声称要拜佟忠义为师，但他们出言不逊的态度和气势汹汹的样子，明显是来较量的。当中有一彪形大汉，谈吐傲气，他就是闻名上海的大力士查瑞龙。查瑞龙曾在电影中扮演"关东大侠"，不仅武艺好，而且是一流的大力士，他能举二百四十斤重的石担，有"铁板桥"汽车过身等硬功夫。佟忠义对此人早有所闻，他看出这些人的来意，但不动声色，照样与他们行过简单的礼仪，然后开始交手。十几个人轮流来过，虽然其中不乏好手，但片刻之间一个个全被佟忠义摔倒。最后轮到查瑞龙了，佟忠义走到他面前，忽然稳稳地停住，问他有没有手绢，这使旁边观看的人们非常诧异，查瑞龙也疑惑不解地取出手绢交给他。只见佟忠义将手绢斜对角折了几折，把自己的眼睛蒙起来说："诸位今天的来意我明白了，拜师傅要先看师傅的本事乃是人之常情，我现在蒙眼摔这位查瑞龙三跤，如果我说他倒在前门而结果他倒在别处，就算我输给他了。"说完就请查瑞龙进招。查瑞龙于是摆出了架势，与循声摸索的佟忠义交起手来。你来我往，拉扯了几下，忽见佟忠义使了一个"盖把式"，大喝一声："查瑞龙，你给我倒到前门去！"话音未落查瑞龙已连滚带翻地倒在前门旁，查瑞龙的伙伴也不由得暗自称奇。接着摔第二跤，佟说："这次我要你倒到后门去。"交手片刻，佟出其不意地使出拿手的"挑钩子"，只见查瑞龙身体失去平衡，身不由己从佟忠义头顶上飞了出去，落地之处正是后门。这次连查瑞龙十几个伙伴也禁不住齐声叫起好来。佟忠义扶起查瑞龙，再请摔第三跤，但查瑞龙已完全折服，当即拜佟忠义为师。从此"忠义拳术馆"里就多了一个"关东大侠"。

佟忠义嫉恶如仇，富有正义感。1925 年一个日本柔道家在上海虹口摆擂台，并耀武扬威地在报上大做广告，说是天下无敌。这种不可一世的狂妄激怒了我国许多武术好手。佟忠义当时已返北方，在保定军官学校任武术和摔跤教官，他听说此事后，非常气愤，毅然辞去了职务，赶回上海要与这个日本人一较高低。日本人没想到声名显赫的佟忠义会来应战，心里感到胆怯，但又不肯认输，便提出比赛之后所得收入要绝大部分归日方所有，想以此阻止佟忠义的应战。但佟忠义不为经济上的得失所动，坚持要与他比武，于是这个柔道家进一步提出无理要求，说倘若他被打伤，一切医疗费用要由佟忠义承担。佟忠义十分轻蔑地嘲笑说："你既然敢来中国称天下无敌，又何必一味担心死伤呢？"接着又说，"只要你敢继续摆擂，我就一定跳上台来领教。"这位日本柔道家畏惧于佟忠义的凛然正气和高超的武功，便偃旗息鼓停止摆擂，逃之夭夭了。

1932 年 1 月 28 日，日军攻打上海，我十九路军与日寇对阵，并组建大刀敢死队冲锋陷阵，与日寇浴血奋战，刀锋露出，人头落地。日军畏惧我军的大刀战术，于是想请佟忠义来教日军刀术，并采用各种办法威胁利诱，但是佟忠义不为所动，始终不肯接受。有人认为他这样做会得罪日本人而替他担心，更有些人劝他暂时离开上海避避风头。但他却不以为然，日本军部也因为他的刚正不屈而奈何不了他。

古稀之年的佟忠义依然英雄不减当年，鸡鸣必起练化功拳，只见他鬓发并蓄，银髯飘动，一副仙风道骨。他在剑道上也颇有心得，据说早年得自某深山长达法师的秘传。曾经表演"五行八仙剑法"，步伐按五行八卦进退，五人集体操练，前后左右，剑式优美。

万病唯求一通
——曹惕寅脉枕观临诊思想

脉枕是中医诊病时衬在病人手腕下的垫子，为了脉诊时医生能够比较好地测得患者的寸口的三部九候脉搏情况。近代名医曹惕寅临诊时随身带有一个 4 寸宽、6 寸长、七八分厚的小脉枕，白色的枕套上用丝线绣着"万病唯求一通"六个粗浓的墨体大字，背景衬着细细的青翠的松针枝叶。这是他儿媳雷传沂亲自刺绣制作，所绣之字体现了曹惕寅临诊思想的精髓，是他对人体生理、病理以及自己临诊治疗思想的高度概括，更是对《黄帝内经》"痛则不通，通则不痛"理论临床意义的深刻领悟。

曹惕寅（1881—1969年），名岳峻，为宋武惠王曹彬之后。祖上明末迁居吴中，后代遂以江苏吴县为籍。伯父是晚清苏州名医曹沧洲，精擅内、外科临床，因诊治光绪帝病而名噪一时。曹惕寅幼患宿疾，遍访良医未能治愈，后从伯父曹沧洲学医。1920年悬壶上海滩，隐居于卡德路（即今石门二路）上的"翠竹山房"，不正式挂牌行医，只对熟人介绍的求治患者应诊。期间先后任银钱业同业公会顾问医师，兼任九芝堂、香草庐、雷允上诵芬堂等药铺的特约医师。凡遇贫病求治者，不仅义务诊治，更施送药品。且无论散步乡间、街坊、书肆、马路商店，如遇求治，随处义务诊治，且数十年如一日，活人无算。深得当时社会名流，如蔡元培、王晓籁等人称道和信赖。

曹惕寅临床常常用"万病唯求一通"的观点开导学生、告诫病家，饮食不宜过补、补养不宜太多的道理。他以生动的例子作比喻：你会生火吗？如果你把柴火塞满灶膛，虽然点了火，用扇子紧煽，却只是冒烟呛人。如果你把柴禾抽掉一些、松动一些，架起来，再用扇子轻轻煽动，火势就会霍然窜出，烟雾顿消。为什么呢，因为气流通畅了。同样，人体的生命之火，生命的气息也需要保持气血的通畅，才能祛除病痛烟瘴，保持正常的活力。因此，治病用药切不可如乱柴堆砌，病家调养切不可蛮补呆补。这就是曹惕寅"万病唯求一通"思想的临床意义，也体现了"痛则不通，通则不痛"的人体脏腑气血流动的生理病理。曹惕寅把这句话绣在脉诊上，时刻提醒医生和病家，气血流畅对人体生理功能正常发挥的意义。

"万病唯求一通"思想在曹惕寅临诊中处处得到体现，1920年江苏吴中地区大疫流行，旋发旋危，家家户户都有人染疫病，且一发病就十分危急。他与伯父经过废寝忘食研究，认为此疫病是由于气候应热反凉失常，雨水连绵不已，交秋后又转酷热，致寒热相争不已，导致人体气机升降出入和化生的乖戾。发病初期气机闭塞，继则气血凝滞而出现肢体寒冷、脉象沉伏之状，则病势危险，刻不容缓。针对疫病病因和症情，研订出了《救急便览》一册，五张处方全以宣窍通气、温行血脉药物为主，患者服药后，极具效验，疫病得以控制。中华人民共和国成立后曹惕寅还以"万病唯求一通"为题撰写论文，发表于《健康报》，观点相当精辟。

"余杭叶跷子"沪上行医记

余杭中医叶熙春（1881—1968 年），祖籍浙江慈溪，生于杭州武林门外响水闸。早年拜良渚名医莫尚古先生为师，并随师侍诊。他天资颖悟，又勤奋刻苦，深得莫尚古真传。后来又得到师祖晚清名医姚梦兰的亲炙，医术更加进步。出师后迁居余杭镇木香弄悬壶行医，由于医术高超，声誉日隆。因有一条腿病跛，当地人称他为"余杭叶跷子"，当时慕名前来求诊者不但遍及杭嘉湖地区，而且扩至浙属上八府诸地。

愈奇疴危症名留沪上

1928 年，叶熙春到上海短期旅游，顺便替一些居住在上海的同乡、朋友诊治疾病，同时结识一些浙江同乡和上海中医药界的同行。宁波商人胡蝶生的妻子病情危急，已奄奄一息，寿衣都已经穿上了，由蔡同德堂中药店的店员介绍，请叶熙春前去诊治，居然药到病除，起死回生，由此对他大加钦佩。

蔡同德堂中药店范经理同乡、四明银行行长孙衡甫得了一种怪病，长期精神异常亢奋，昼夜无片刻能眠睡，曾遍请上海的中西名医，均束手无策。通过胡蝶生介绍，请叶熙春上门诊治，初诊拟了张几角钱的药方，服药第二天居然能入睡两三个小时。孙衡甫顿时喜出望外，随即约定每天派小车接送叶熙春到孙公馆出诊，每次酬谢诊金 50 大洋，要求处方上详列脉案。

一次，叶熙春因为给另一位病人施诊，到孙家比原定时间晚了些，孙的家人认为重金礼聘的医生不该迟到，因心里不快，则口中出不逊之言。叶熙春听了不动声色，他不作任何解释，照常诊治拟方。诊后留下纸条一张，上面写道"尔自富贵有权势，我自行医有自由"。第二天他便不再去孙家施诊。孙家无奈，只能再请介绍人陪同孙行长的儿子登门赔礼道歉，并承诺今后出诊时间不再限制太死，每天仍送 50 银元的酬金。叶熙春才答应继续上门出诊，最终把孙的怪病彻底治愈了，事后孙衡甫还专门雇请了一班军乐队，吹吹打打地上门赠送"妙手回春"的匾额。之后，由于上海同乡友人竭力挽留，并广为宣扬介绍，叶熙春干脆留在上海定居行医，并一住就是 20 年。

沪上摘牌回归故里

叶熙春在上海行医，求诊病人络绎不绝，只得每天门诊挂号限 100 号，傍晚常常还要出诊。然而却在 1948 年夏秋之际，突然摘牌停业，回到杭州定居。

原来当年春天，有位自称在上海开设 3 家连号中药店的张老板来诊室拜访，说为方便病人配药，药店特地开办接方送药、代客煎药的业务。且用料考究，服务周到云云。当场还拿出犀牛角、羚羊角等贵重药材，表明所言非虚。叶熙春问道：你来我这里究竟为什么？回答道：您老是上海的名医，求诊的病人遍布全市，我有意高攀，想同您合作，派人在您的诊所接收处方，配好药后直接送到病人家里，也可以代办煎药，这样既方便病家，对您老也没有什么损碍，我的药店可以借此多做点生意，如蒙同意，酬谢（即回扣）一定不会少送。叶熙春平时也会选几家药材可靠、注重信誉的中药店设免费施药专项存折，由药店代办免费施药义举。但他最痛恨医、药串通一气，以劣质药材或假药坑害病人、牟取暴利的行为。听完此人说明来意之后，当即回答道：我行医几十年，历来只看病，不卖药，也不替任何药店做广告。像胡庆余堂、叶仲德堂、蔡同德堂等著名中药店，都是靠货真价实、童叟无欺、正当经营，取得病家的信任的。你想以垄断接方配药谋取业务的做法，我万难同意。这个张老板遭到拒绝以后，只得悻悻离去。

此事过去一个月后，有一天叶熙春正在忙于接诊，挤满患者的诊室里忽然闯进来一个气势汹汹的莽汉，口中大呼"庸医误诊害人"。说叶熙春把他姐姐的怀孕错诊为其他妇科病，害得他姐姐服药后流产，还是个男孩，扬言说有医院的检查证明的。闹了一个上午。下午那个张老板来了，说夫人流产与医生诊断无关，并对小舅子的鲁莽行为向医生道歉。叶熙春由此断定这场闹剧显系张老板有意寻衅生事，但仍泰然处之，不为所动。

又过了一个星期，一个自称是张老板药店账房先生的人来到诊室，对正在看病的叶熙春讲：我们店里的老板娘确实是吃了您老处方的药以后流产，医院也有证明，但是老板不愿追究这桩事情，以免影响您老的声誉。话音刚落，又提出接方配药要求。叶熙春当即指出对方显然是蓄意讹诈，并严词拒绝对方的无理要求。此事发生之后，他还请当时上海中医公会理事长丁仲英先生亲自到那家药店进行调查，查明流产之事纯属捏造诬陷。

药店张老板一计不成又生事端，一天，在门诊最忙的时候，有人搀扶着一个垂死病人来到诊室，挂完号后，把病人扶到待诊的椅子上，自己却溜之大吉，而这个病人很快咽气了。这个无人陪伴的病尸，引得诊室一阵惊恐。后来经警察局查明，证实这是有人蓄意捣乱，是上海滩的"白相人"（流氓）对于得罪了他们的人，"总要摆点颜色拨侬（给你）看看"的惯用卑劣惯技。

叶熙春秉性刚直，对于社会上一些恶势力总是横眉冷对，宁折不弯。然而这桩事情发生后，他深受刺激，以致最终下定决心，宁愿摘下行医招牌返回故乡杭州，也决不向旧社会恶势力低头屈服。

"急公好义"医国手蔡香荪公

上海妇科名医蔡小香之子蔡香荪（1888—1943年），早年肄业于同济德文医工学堂（同济大学医学院前身），主修西医。受新思想影响，追随孙中山加入同盟会，誓在推翻封建的清政府统治。在一次试制炸药抗击清朝政府镇压革命志士时，不慎震破了耳膜，以至于左耳全聋，右耳重听，落下终身残疾。但是个性鲜明的他依旧满腔热情地投身推翻清廷的革命中，江湾走马塘畔黄家桥到沽源路之间蔡家花园，是蔡香荪经常藏匿受到清政府通缉的革命志士的地方，他还与革命党人相聚一起策划广州起义之事，但因突然患病不能随行，留下遗憾。之后，蔡香荪秉承祖业，并逐渐有了医名。

宋美龄之母早年有病常求治于蔡香荪，医患关系维系数十年。最初时宋家并未显贵，某年宋老夫人发病，蔡出诊多次，未付诊金（旧时有逢年过节总付诊金的习惯）。临近过年，宋子文携一火腿，缩坐于挂号室，一直等候蔡香荪门诊完毕才嗫嚅而奉上，蔡一笑纳之。孰料此人后来成为大名鼎鼎的财政总长。

有一年，蒋介石夫妇及宋母在庐山避暑，宋母旧病复发，请蔡香荪上山治疗。当时蒋介石也恰患感冒，经宋夫人介绍，请蔡氏一并诊治。俗话说"伴君如伴虎"，蔡氏初见威势十足的蒋委员长心中略显惶恐，小心翼翼恐有闪失。蔡氏不仅妇科享誉海上，对内科实症也有研究。经望闻问切，诊断为表证初期，大胆采用了紫苏、荆介、薄荷、柴胡等中医解表之药，投药一剂而愈。蒋介石非常高兴，亲笔写了"医国手"三字匾额相赠。蔡香荪与一些国民党的元老关系熟稔，他诊室里面悬挂有于右任、谭延闿、陈立夫等人的题字条幅，而挂于正中的"医国手"匾额特别醒目。

成名后的蔡香荪仍然热衷于社会公益，先后创办了江湾救火会、江湾暑天医院等，经常施诊给药，赈衣施食，接济贫病，为江湾地区里乡所颂。

1932年1月28日，上海市民正准备欢欢乐乐过春节时，日军对江湾镇进行了狂轰滥炸，万安路顿时变成了一片火海，人们纷纷逃命，欢乐气氛转眼变成凄凉景象。

日军的几度轰炸使得江湾镇战火数日未熄，天空滚滚浓烟，使人窒息，居民住宅，断垣残壁，尸横遍野，满街溅血。

蔡香荪的花园住宅也被炸毁，但国难当头，他想到的不是自己一个小家，而是整个江湾，整个上海这个大"家"。他与江湾镇其他中医、西医联合起来组织抢救队，救护受伤的战士和老百姓。他们出入战场火海，救起一个又一个抗日战士和受伤的同胞，把伤病员安排在保宁寺厢房内（公安街保宁路口），并带头捐出了家藏的药物来救治伤员。在他的感召下，江湾的其他中西医也纷纷献出医药用品，更多的老百姓则参加到抢救队伍中，用手扶肩扛或担架，救出了许多伤员，挽救了很多人的生命。

蔡香荪还联合崇善堂蔡维章、陆潋宇等乡绅设立了临时难民收容所，把家毁亲亡无依无靠的几百难民收容在立达学园、文治大学、景德观以及未被炸毁的居民客堂间里，并派专人照顾，每日供应两顿薄粥，这在炮火连天的日子里，属十分珍贵了。

连日战火使得江湾镇的许多饮用水井被炸毁、河道多处被污染，一时间饮水成为严重问题。蔡香荪又解囊相助，采取以工代赈的办法，千方百计多掘几口井，解决了驻军及当地百姓的饮水困难。战争结束后，蔡香荪立即组织人员掩埋牺牲者，以慰忠魂。同时又联合各界人士捐资兴建抗战阵亡将士墓，每逢节日，他均带领家人前往祭祀，寄托哀思。

蔡香荪的义举感动了驻守江湾的七十八师全体官兵，区寿年师长曾特地去救护队和收容所向蔡香荪等江湾镇社会贤达表示感谢，十九路军总指挥蒋光鼐和军长蔡廷锴特制"急公好义"锦匾一方，亲自赠予他以资纪念。

顾筱岩巧治头面疔疮

上海外科名医顾筱岩（1892—1968 年），名鸿贤，上海浦东人。自幼从父云岩、兄筱云习医。因父兄早故，年甫弱冠即悬壶于浦东和南市城里，临床以善治外科疔疮闻名，在当时的上海滩与伤科名医石筱山、妇科名医陈筱宝并称"上海三筱"。

面部血管丰富且窦腔较多，一旦感染患头面部疔疮，如不及时治疗或治疗不当，脓毒容易内陷蔓延，甚至引起全身性化脓性感染，即外科所谓"疔疮走黄"。顾筱岩治疗此类疔疮，每每能力挽狂澜，救治疾病于危急之中。故人称"疔疮大王"。

巧治耳后发

据《海上医林》载：20世纪40年代初，上海滩著名滑稽演员程笑亭耳后生了个疮痛，俗称"耳后发"绕耳漫肿寒热交作，痛苦异常。先是去看西医，西医认为脓腔深陷，必须手术凿去部分下颌骨，才能引流排脓。而且手术后创口能否愈合不能保证，即使愈合了，面容亦会有所损伤。这对于经常要登台演出，靠脸面吃饭滑稽戏演员来讲，是难以接受的。于是程笑亭转而求助于中医外科人称"疔疮大王"的顾筱岩，希望既能治好疮痛，又不要在脸面部留下瘢痕，影响以后登台表演。顾先生诊视疮痛后说：耳后发已经成脓，切开排脓势在必行，唯脓毒较深，如果以常规方法刀溃出脓，腮颊处血络交错，难免出血之虑。若不用刀溃，溃口在耳，脓盈则溢，脓袋不出，蚀筋烂骨，后果堪忧。只见顾筱岩静思片刻，用刀轻剔，扩大溃口，以中药八二丹做药线插入疮内引流，下用桑皮纸叠成方块，垫在脓腔外，外用纱布绷紧，脓水渐从溃口涌出，当夜脓水排出甚多，胀痛随之骤减。接下来几天，溃口脓水渐少，肿痛日见减轻，三周以后，脓已排尽净，再过一周，疮口收敛，面部竟然未留任何瘢痕。程笑亭既免除了凿骨之痛苦，又避免了面容损毁，又可以正常登台演出了，他自然对顾筱岩非常感激，多次在舞台和电台演出时颂扬顾先生的妙手回春。

小公鸡托毒

南京路广生花露水行林经理患对口疽，肿势散漫，上至枕骨，下抵大椎，旁及两耳，疮头平塌，干陷无脓，壮热疼痛，日夜不眠，精神委顿，呕呃频频西医皆辞不治，于是邀顾筱岩出诊。顾筱岩诊视了疮面后说：患者素体气阴亏损，火毒内炽，毒邪内陷，当用托毒为大法，用药后如能得脓，邪有出路，辄可有救。但是眼下呕呃频频，饮食既少，药饵难入，胃气已败，当以救胃为先。于是用大胡麻子捣碎调糊，蒸热后摊纱布上外敷，一日两换。另外嘱咐每天用小公鸡一只炖汤频饮。旁边有人说：疮家忌发，童子鸡为大发之物，这样食后岂不是催命？顾筱岩答道：气血乃化毒之本，脾胃乃气血生化之源，今呕呃频作，说明胃气已败，饮食不能入，药物又如何服得进去？我用童子鸡，既取血肉有情之品以生发胃气，更取其起发之性托毒外出。果然，饮用 3 日之后，塌陷的疮头隆起了，胃口也渐渐稍开了。嘱咐照常服食小公鸡汤，并加扶正、凉血、和营、清热、托毒的中药。不出几日，疮隆毒聚，脓泄热退，治疗 2 个月后对口疮痊愈。

诊余彩线临窗绣——中医与刺绣

沪上名医张骧孙（1902—1956 年），出生于上海中医世家，为近代伤寒和内科名家张骧云（张聋聋）之孙。张骧孙幼承庭训习医，业成精通医道，并敦守医道。他才艺兼擅，常以诗赋画琴棋作为诊余消遣，更会在兴致高时临窗或灯下精心刺绣，一坐就是好几小时，以修身养性。

张骧孙绣花曾一度被当作趣闻在亲友中相传，甚至有人认为这是不务正业。但是他曾与上海名医曹颖甫等知己谈及绣花与医道之间的关系：行医之道，应该像药王孙思邈所说的："凡大医治病，必当安神定志"，医道乃"至精至微之事"，岂能"求之于至粗至浅之思"。他认为：医家治病，其用心之纤细，当过于毫发，正如绣花必须针针线线，一丝不苟，用心细之又细，有时甚至要将一根丝线劈成十余缕来使用。不仅要细心，医家还应当具有非比寻常的耐心，因为人体之患内伤杂病，如冰冻三尺，绝非一朝一夕之故，医家对症下药，有时需要大刀阔步般的勇猛，而有时则应该有抽丝剥茧般的耐心，决不能操之过急。刺绣正可以培养医家的细心和耐心。由此可见，张骧孙的绣花爱好并不只是图一时消遣，而是为了磨炼自己的耐心和毅力，是对医家必须具备的修养和临床素养进行多方位的、多层次的探索和培养。在了解其中原委之后，他的刺绣爱好也逐渐为亲朋好友所认同了。在长女出阁之时，张骧孙还拿出了自己刺绣作品，一对"鸳鸯戏莲花"枕套作为陪嫁嫁妆，这在当时的中医界一度传为佳话。张骧云长女精于诗赋，犹擅七律，有一副佳联"针余彩线临窗绣，琴有清弦待月张"即是对其父才艺和素养的赞誉。

平民医生章次公

章次公（1903—1959年），名成之，号之庵，江苏镇江人，中医学家。1919年就读于上海中医专门学校，师从名医丁甘仁及经方大家曹颖甫，又问学于国学大师章太炎。毕业后，在上海开业行医，与秦伯未等一起创办了中国医学院，又与徐衡之、陆渊雷等创办了上海国医学院，在培养近代中医人才方面成绩卓著。

章次公临诊但凡看到病家生活窘迫，诊病之后总会倾囊相助。有时明明自己已经清风明月了，一旦遇到生活困难或有难处的友人或同乡需要接济，他还是会慷慨不辞，为此他常常会跑典当铺典质物品来帮助别人。相传有一次，友人因急需来借钱，此时的章次公刚刚置办了一件新裘皮袄，口袋里也没啥钱了。情急之下，他脱下刚买的裘皮袄给那借钱的人拿去典当行典当，自己则重新又穿起以前那件旧的棉袄。还有一次，他来到学生王玉润家里，有些不好意思地问道：玉润，能借我两只洋（上海话"两块钱"）伐？原来，别人一向他借钱，他便忘乎所以倾囊相助。等回到家中，因为家里米没了师母向他要买米铜钿时，才发觉自己已经没钱了，这才大呼"糟糕"。因为这种事情经常在他身上发生，于是挚友上海名医陆渊雷特地写了一联"贫孟尝"题字赠与他。章次公的儿子回忆道：说起来，别人也许不相信，像我父亲这样长期私人开业又有名气的老中医，死后只留下1 000元的存款。

章次公不仅医德高尚，医术也非常高超。他临诊用药主张"验、便、廉"，并以此为治疗特色。"验"是指药有实效，药到病除；"便"是指取材便利，服用方便；"廉"是指药价低廉，尽量减轻病家负担。例如，用山楂炭研粉治疗腹泻，马齿苋治疗痢疾，天竺黄镇咳，紫花地丁外敷治疗外科疔疮疖肿，这些药在农村随处可见，取材方便，用法简单，效果也很好。有一次，一个父亲带儿子来看多尿症，章次公诊断了病情以后，开的药方只有蚕茧一味药。这个父亲看着药方心生疑惑，用怀疑的眼光望着章次公，一旁抄方的学生见他如此对先生不恭，开口对病家说：先生开的药方一治就灵的，如果你不信，可以把药方撕掉。反倒是章次公此时宽宏地对病家笑道：这药反正也吃不坏的，先试试好了。不出一个月，那个父亲带着儿子又来诊所，一进门就千恩万谢，原来他儿子吃了药以后，多尿症已经好了。他说一定要到外面去替章次公宣传扬名。

1955年章次公放弃个人优厚的收入，应邀赴北京任卫生部中医顾问、北京医院中医科主任。在京期间赶上救治林伯渠先生危重病，因患尿毒症而见呃逆，时间长，病情重，不能进食，不能睡眠，久治均未效。于是召集在京名中医会诊。章次公经过细致观察后，对病情进行了细致的分析，最后陈述了自己的治疗意见：主张使用一味大剂量野山参进行治疗。周总理听过汇报后，指定章次公为抢救小组组长，负责救治。章次公开出方子之后，一直守候在病床边。参汤煎好之后，因为林伯渠呃逆呕吐，已经滴水不进多日了。章次公就吩咐人用棉球蘸上参汤，对着林伯渠的嘴挤，一滴一滴地喂，喂喂停停。同时他又嘱咐工作人员用新米熬稀粥。在场的人们都感到奇怪，这样病情垂危、不吃不喝已经多日的老人，难道还能喝得进粥吗？但是随着时间的慢慢推移，奇迹发生了，随着一滴一滴的参汤进到林老的嘴里，顽固性呃逆逐渐减轻，接着病人慢慢能够睡着了。而等到林伯渠一觉醒来，并长长吐了一口气，接着说了一声："好饿啊！"章次公马上让人把刚熬好的新米粥端来，亲自一小勺、一小勺地给他喂新米粥汤。接下来几天，经过参汤，新米粥汤交替喂食，林伯渠逐渐能够入睡，呃逆由此也停止了。旁边人纷纷议论道："简直是奇迹！"

让人佩服的是，章次公能够在开始治疗时就预料到随着治疗效果的产生，患者会出现饥饿感觉，并早早熬好了新米粥汤用来补养胃气、化生津液，使得胃气渐复，顽固性呃逆由此而止。不得不佩服章次公力挽沉疴危疾的高超医术和临诊魄力。

石筱山巧治急性腰扭伤

石筱山（1904—1964年），原名瑞昌，字熙侯，江苏无锡人，民国时期上海滩著名的伤科医生。据说石筱山祖上曾有人参加过太平天国的起义，精通拳路，武艺高强，太平天国失败后，逃归乡里，隐姓埋名，因为学武熟悉人体穴位经络，开始研究正骨理伤，靠这个为生。之后石家代代相传，到了石筱山辈上，已是炉火纯青，手到病除了。当时江浙沪一带，提起石筱山的大名，无人不晓。

石筱山不仅医术高明，而且为人正派。当年他刚从无锡到上海，诊所开设在南市大东门外的新新街上（靠近复兴东路），这里属于华界，居住的人家大多是靠力气吃饭的苦力，像码头搬运工人、黄包车夫等居多，因此最容易得的病就是腰肌劳损、筋骨受伤等，往往一得病就不能劳作，无以生计，一家门饿肚皮。石筱山时常义务替这些人治好了劳伤，有时还奉送膏药，渐渐地石筱山的善名传遍了上海城乡。

有个农妇插秧时闪了腰，痛入骨髓，由她丈夫陪同来到石筱山处求治。这个农妇边说病情边从兜里掏出二十铜板放在桌上，说是东拼西凑总共只有这些了，请求先生原谅。石筱山听她讲完后，挥手把铜板稀里哗啦全捋到了地上，并大声斥道："这点钱也想来看病？"农妇积攒到这些已经很不容易，看到钱被捋到地上很是心疼，此时也顾不得腰痛了，咬紧牙关蹲下身去，一个一个地去捡起来。她的丈夫看到此状实在气愤不过，上前一把揪住石筱山说："你不看就不看，为啥欺负人？"石筱山笑着道："你先别发火，再问问你老婆的腰还疼不疼？"等那农妇捡完铜板站起来时，果然腰已经完全不痛了，由此感到非常惊喜。原来这是石筱山故意使用的激将法，刺激农妇不顾一切做连续性的下蹲动作，对症治疗。明白事情原委后，农妇和她丈夫都感激不尽。此时的石筱山非但诊金分文未收，还留他们吃过饭，倒贴了盘缠送他们出门。

还有一回，一位黄包车夫闪了腰，撑着棍子来请石筱山看病。石筱山说：我诊费不要，你替我拎上十桶水吧。那车夫忍痛把水拎完后，腰痛也居然全好了。

但是，如果有铜钿人家找石筱山看病，他会搭搭架子，而且出诊费开得特别高。因为如果不这样，他就没财力来帮助那些无钱求医的穷人。有个国民党政府的卫生署长诬蔑石筱山是卖狗皮膏药的江湖骗子，不准他挂牌开诊。可没过多久，这位署长因参加跑马从马背上摔了下来，脱骱折骨。他跑遍上海租界外国人办的医院求诊，终究不得治好。于是只得厚着脸皮来求石筱山，石筱山不肯出诊，让他由人抬着送来。他采用拳脚手法帮他接骨入骱，之后又故意在这人身上贴满膏药，并关照不可随便拿掉。这个署长半个月不敢出门，这件事情在当时一度被传为笑谈。

"南市中医三鼎"严二陵

民国时期，上海中医界的严二陵与石筱山、顾小岩被人称为南市"中医三鼎"。

严二陵（1901—1981年），原名严隽森，江苏吴县人。家世业商，为洞庭东山严氏隽字辈后人。祖父严良震早年即离东山外出经商，后定居上海。隽森在兄弟中排行第二，故又名严二陵。当时上海医界皆以严二陵之名呼之，而他的本名反被人忘却了。

严二陵少年时因为家道中落，16岁起拜上海名中医林衡甫为师。相传林为清末御医，因脚有疾，世人又称他为"跷脚医生"。早年在上海老城厢里的大马路方浜路上开设药店并坐诊，林氏医药铺子在当时上海老城厢里可谓声名远扬。严二陵每日在药店侍诊林衡甫左右，因勤奋好学又善于思考而深得为师薪传之秘。后来在林衡甫年老不能出堂应诊时，严二陵便代师父应诊，同样赢得病家的交口赞誉，并承袭了林衡甫"跷脚医生"的盛名。

1921年学师业满后，严二陵独自在南市区王家码头悬壶开业，因有名声在前，每日诊室里的求医者也是络绎不绝，常常门庭若市。没有几年的工夫，他的门诊业务已超过了当日师门代诊时。1923 年上海温病大流行，严二陵用轻可去实之法，救治了很多危难重症病人，从此医名更隆，与当时沪上伤科名医石筱山、外科名家顾小岩一起被世人称为"南市中医三鼎"。

由于医生的职业，严二陵与上海滩上的各界名人都有交往，他曾先后为于右任、李济深、黄炎培、沈钧儒、蔡元培、梅兰芳等诊病，并由此结下了深厚的友情。特别值得一提的是他与京剧大师梅兰芳一家的交情，梅兰芳之子幼年曾患重症伤寒，经严二陵之手治愈。夫人福芝芳每有染恙，更是只信服严二陵号的脉、开的方。因此梅严两家多年来一直结有通家之好。严二陵的侄女、旅居加拿大的华裔名票严庆蘋，从小在梅严两处浸淫，也深受梅派艺术熏染，她三岁即能登台唱《女起解》，现今是梅葆玖先生的第十九位弟子，也是梅葆玖所收的唯一的一位海外票友弟子。

"贫病不计"——陈道隆心慈济困

沪上名医陈道隆（1903—1973 年），浙江杭州人。早年曾就读于杭州师范学校，14 岁遵从祖母之愿考取浙江中医专门学校。经过五年寒窗苦读，19 岁毕业时，他以优异成绩荣登学校榜首。按当时学校规定，毕业考试第一名者当委以学校附属中医院的院长一职，于是他成了第一任院长。

后来他自己开业，经常仗义疏财，慷慨济困。他的案几上放着一块醒目的标牌"贫病不计"。每天诊病一二百号，总会留出三十个名额，专门免费接待付不起诊费的穷困病人。

有一次他到一户人家出诊，开完方后方知病家穷得根本没钱买药。陈在衣袋里摸了半天，发现自己也分文未带，情急下他摸出怀里的金表，嘱咐病人快到当铺换钱买药，以免贻误病情。病家手捧金表满怀感动，不知说什么才好。回到家第二天，陈道隆再叫司机去当铺赎回了自己的金表。

一老太因思念外出挣钱、久无音讯的儿子而抑郁成病，儿媳延请陈道隆到家为她诊病。陈环顾四周，知是贫寒人家。他在为病人诊病时，忽然听到楼下有敲门声，喊叫领取汇款。老太一听儿子有钱寄来，顿有喜色，而细心的陈道隆却从儿媳强作笑容的脸上看出疑窦。开方之后，他暗地问老太儿媳是否真的有钱寄来？只见她儿媳不禁悲从中来，哭泣着告诉他，刚才敲门喊取款之事，全是做给老太看的，以图安慰之。陈道隆听了以后十分动情，不仅不收病家分文，反而拿出 20 块银洋解囊相助，配合儿媳"假戏真做"。不久，老太病愈，儿子亦归，全家三口一起到陈家跪谢，感谢他赠款救命之恩。

医为仁术，为医者当怀仁爱之心而治病。医圣孙思邈曾说："凡大医治病，必当安神定志，无欲无求。先发大慈恻隐之心，誓愿普救含灵之苦。"明代医家陈实功提出："贫穷之家……凡来看病，不可要他药钱，只当奉药。再遇贫难者，当量力微赠，方为仁术。不然，有药而无火食者，命亦难保也。"名医陈道隆不仅医技高超，更能以博施济众为己任，慷慨解囊，雪中送炭，尽显仁者之德。

"储石膏"治温病

储乃昌（1906—1958 年），名平，以字行世，江苏南汇储店（今上海市浦东新区六团）人，宋代名医储泳后裔。幼入私塾，17 岁毕业于黄炎培举办的师范学校，即以授学为生，教学之余自学岐黄之术，在乡间行医而求治甚众。后弃教从医，游学于太仓名医顾拜言，专攻内妇科，尽得其传。学成返乡开业，医名益扬。后迁居川沙城邑应诊，之后又在南汇六灶镇行医。

储氏积善行德，恻隐于贫。凡遇荆室蓬户之家，不仅免收诊金、代付舟费，更赠药资。或于方笺盖章，嘱某堂配药，所费由其总付。陈桥地区有个姓杜七旬老人，贫病交迫，拄着拐杖前来求诊。储乃昌不仅为他施诊给药，还叮嘱他准备个袋子，每七天来领米十斤，十二年间一直没有间断过。他还热心乡间公益事业，如遇建桥筑路，辄捐米献款；贫者暴亡，遣金丧葬。国民政府曾邀其参政，他断然回绝，之后并在方笺左首印上"本医师专心从事于医，精神感觉不足，故对任何公职概不受选"诸字。

储乃昌临诊崇尚温病学说，论治时行热病喜用寒凉、滋阴药物起病，特别是应用石膏治疗温热病更是出神入化，别具匠心，故得"储石膏"之名。

1948 年秋上海巨鹿路有一位储姓少妇，患热病神昏，汗黏齿垢唇焦，气息奄奄，投药罔效，诸医束手。情急之下延储乃昌诊，说："此湿温重症也，邪热鸱张，烁津亡阴，若拘泥湿温化湿，忌用寒凉，必毙其命矣。"他急投石膏犀黄汤清热救津，并嘱咐病人家属，若觅得西瓜二枚，取汁频饮，夜半可获苏醒。当时值深秋季节，西瓜价格昂贵，家属以重金购得，频频喂饮瓜汁，果然苏醒。遂请储乃昌继续为之善后治疗，竟获回生。本案治疗，储乃昌重用石膏以彻其热，佐以滋阴以救其津，嘱病者频饮西瓜汁清热生津而取效。

他还发明研制了"天然快空水"，与攻逐利水药物配合，治疗鼓胀腹水、腹部青筋暴突或浑身水肿，临床效果显著。

天然快空水制法：取大冬瓜一枚，泥涂厚约寸许，置火炭中煨之，令熟透，待冷，去泥少许，于瓜皮上开一小口，水即自然流出，装瓶即成。

先服用逐水消肿汤（经验方）：淡附片 3 克　安南桂 3 克　茅根 9 克白术 9 克　制甘遂 9 克　红大戟 9 克　黑白丑 9 克　大腹子 9 克　大腹皮 9 克　芫花 6 克　桑白皮 9 克　牛膝 9 克

"天然快空水"500 克服药后饮之。另以舟车丸 6 克备用。

名医市井趣闻

民国时期上海的中医名家临床成绩斐然，日常生活和个人爱好也各有精彩。当时的报纸杂志也常常会刊登一些名医的各种逸闻趣事，从市井角度来反映上海名医临床诊疗和日常生活的风采。

名医丁甘仁死后之奇闻

孟河名医丁甘仁医术和医德双辉，被民间传为"天医星"下凡。身前以医名享誉上海滩，1926年病逝后灵柩由上海运回祖籍孟河，葬于丹阳市丹北镇高桥村北约350米处的凤山。墓茔建成后，登山凭吊者成群结队，甚至有人会抓回一包墓地泥土，以作治病"灵药"，可见丁甘仁的医名在民间影响力之大。

当时的一些报纸上也有他身后的奇闻轶事刊登，《中国医学月刊》在1929年第1卷第7期中刊登了一则标题为《名医丁甘仁死后之奇闻》的新闻，讲述了丁甘仁身后荫佑患者的奇闻。故事虽然离奇，但是却反映了百姓对一代名医的崇尚和敬仰之心（图1）。

丁甘仁逝世之后的某年夏季六月间，孟河地区有个张姓人家的儿子，得了痨瘵病（类似于结核性疾病），遍请医生诊治，百药无效。眼看着患者的身体一天不如一天，病情十分危急，实有生命之虞。忽然有一天晚上，张姓之人做了一个梦，说去丁甘仁公墓前采一些青草煎汤，服后可以愈病。于是他依照梦中所说去做了，不出几天他儿子的重病竟然痊愈了。这个消息传出之后，孟河地区满城风雨，大家都认为是丁公显灵。于是到丁甘仁墓前求祷愈病的人接踵而往，不出数日，墓地周围的青草竟如牛山濯濯（出自《孟子·告子上》，形容寸草不生的荒山），而墓地上种植的松树

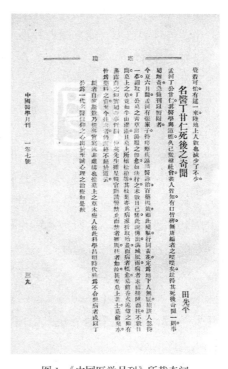

图1 《中国医学月刊》所载奇闻

柏树等，枝叶亦被病家折取殆尽，据说服用之后，疾病多能够痊愈。一时间丁甘仁墓前的香火远远望去，如云蒸露蔚之状。此事发生以后，虽然丁甘仁的儿子丁仲英呈报官厅请予以出警禁止，虽然官方出面严令禁止，但是前往的人还是络绎不绝，甚至连墓上黄土、墓前泉水，都被拿回作为治疗用药。

该文笔者还表示，此事完全遵从事实写述，并无虚构。但是对于墓上的草木可以治病提出了质疑，认为这与民国时期提倡的科学思想不合。可能是病者认为丁甘仁是一代名医，对他高超医术有至诚的敬仰和信赖之心，也可以看作是一种心理之治疗。

丁济万乙凡音吟诵脉案

丁甘仁的长孙丁济万亦为一代名医，他喜欢京剧，曾拜师京剧名家杨月楼、严保福，业余时间常以票友身份出入梨园。丁济万嗓音天赋极佳，擅长乙凡音，该音内行称作"黄音"，即简谱中的 7、4 二音，皆半音也，最难唱得准，能掌握者并不多。丁济万在门诊时吟诵脉案亦常常是带有乙凡音韵的。

瓜皮缎子帽是民国时的普通冠式，一般夏天有藤里的纱质，春秋则为布里的缎质，冬季戴缎质絮棉的，偶尔也戴乌绒的瓜皮帽。在丁济万的诊室里时常可以见到这样的情景：丁济万头戴瓜皮帽，身着高等衣料，外着马褂，足蹬白底黑缎鞋坐诊。而诊桌旁清一色头戴瓜皮帽的抄方弟子，长短肥瘦，煞是好看。丁济万门诊时用乙凡音高声吟诵脉案，他的脉案药方一般在百字左右，一旁的抄方学生和病人都好似在欣赏佛家的梵唱和印度的歌曲。有时他对所开药方琢磨和推敲时，又好像在吟诵白居易的《长恨歌》，抑扬顿挫，余音绕梁。旁边的人也会随着他的韵律纷纷点头击节，如痴如醉。那时丁济万门诊一天要看上百号，满屋病人静坐候诊，而那袅袅不绝的乙凡音则常常能够提神醒脑，使得一些老病客乐此不疲。丁济万有时外出，由门人弟子代诊，念方时全无抑扬韵律，病人因此而哈欠连天。

1934 年《光华医学杂志》在第 1 卷 11 期刊登了"上海名医趣闻专

栏"，生动描述了当时上海滩一些名医的有趣传闻。

1. 江阴籍伤寒名家曹颖甫 1927 年来上海设诊行医，兼主同仁辅元堂诊务和上海中医专门学校教务长，他临诊经验丰富，疗效卓著，并有民族气节。曹颖甫虽然生活清苦，但从不去租界出诊。住在租界的人，捧了再多的钱，也是请不动他的。1937 年抗战全面爆发后，曹颖甫避居故里江阴，因拒绝出任维持会会长，坚贞不屈而被日军杀害。

2. 秦伯未遇到盛心如，两人总是喜欢一起喝酒，每次总是喝得酩酊大醉。有时秦伯未打电话或写信给盛心如讨论事情，末了，秦伯未必定会附带说："有便再来痛饮一下。"

3. 名医蒋文芳每星期必定有一次偕同夫人到山西影剧院去看新的电影片子，无论事情如何繁忙也不会改变，可以算得上是上海医生中生活比较适怡的一个。

4. 薛文元诊病时常常会对一些病人破口大骂，被他骂过的病人不外乎以下情形：一因堕落而患恶病者；二不肯直说病情者；三初病不就医者，迁延变成重症者。被骂的人似乎出了钱买人骂，不值得，然而请他看病的人却反而越来越多了。

5. 妇科名医朱南山的儿子朱鹤皋曾经治愈了一个漂亮女子的病，后来这位女子送了许多可爱的东西给他，并且邀他到她家里去"玩"。朱因诊务忙碌，谢绝了她的好意。据说同样的事情常常会发生。

6. 新安医家王仲奇是时方派，闽杭医家包识生是经方派，两人医学门派不同，两人的私交却很好，还有一块神秘的地方常常叙谈。两人在医学上能够互相包容，彼此兼容，王仲奇受了包识生的影响，有时也会用用经方；包识生受了王仲奇的影响，临诊也会用用时方。

7. 1946 年的《新上海》报第 25 期刊登了吴世宝之妻佘爱珍与儿科名医徐小圃的交往：女汉奸佘爱珍系杀人魔王吴世宝之妻，佘爱珍父亲是广东人，母亲是浦东人，她自称原籍广东，其实生长于上海。从前居住在虹口武昌路，与儿科医生徐小圃是老邻居，彼此以兄妹相称。吴世宝炙手可热之日，佘爱珍常随带卫兵乘坐保险汽车，来慕尔鸣路徐小圃诊所探访。每次过来，人没有进门，声音先到，只听到娇呼"阿哥阿哥侬来介"（沪语"阿哥你在吗"）在座的病人最初以为他是徐小圃的亲妹妹，后来看着随之而来的卫兵和汽车，方才明白她是大名鼎鼎的吴世宝的妻子，纷纷转目关注。而佘爱珍见此情景也不回避，反而露出得意的神态。有一次竟然还拿出伪币伍佰元赠与素不相识的女工病人以示阔绰。

以上可以看出，民国时期医生作为一个特殊的职业群体，他们的医术医名、执业状况、日常生活及人际交往圈子，点点滴滴、事无巨细都是社会新闻关注的热点。

医事闻趣

人参煨炭愈慈禧光绪病

有一年，慈禧太后和光绪皇帝都身体不适，由太医院医生诊病处方，但吃了许多汤药，仍不见好转。太医院医生把所有治疗方法都用尽了，依然不见效果，大家急得头头转，而太后和皇帝也非常恼火。湖广总督张之洞知道此事后，想起了曾经为他治过病的青浦名医陈莲舫，于是向朝中推荐他进宫为慈禧太后和光绪皇帝治病。陈莲舫到了宫里，先给太后和皇帝把了脉，然后看了太医院开的方子，心里随即感到非常为难。这倒并不是太后和皇帝的病难看，而是两人疾病是由于平时滋补过度，影响了脾胃的正常运化功能，从而导致消化不良。但是，先前太医院医生的处方中还是加了人参之类的滋补药，使得脾胃的消化功能一直不能恢复正常。原来慈禧太后和光绪皇帝迷信补药，太医院每次诊病处方后，方子都必须交由两人过目，如果不加人参，方子就一定通不过的。所以两人的毛病吃了人参，非但不能治愈，反而越吃越重。

陈莲舫接诊后左右为难，冥思苦想着有什么两全其美的办法，既能满足病家爱用滋补的嗜好，又能达到治疗效果。终于，他想到了一个办法，既能讨太后皇帝开心，又能达到治疗目的。他先把药方中人参剂量加大，然后拿给太后和皇帝审查，两人看了药方后非常满意，认为这帖药的作用一定很大。陈莲舫在煎药前，叮嘱说先将人参进行煨炭炮制，然后再和其他药物一起煎煮。慈禧太后和光绪皇帝两人服药一帖药后，疾病果然有所好转，再服几帖后身体完全康复了。

其实，陈莲舫在进宫时就了解到太后、皇帝两人嗜食参茸补药的喜好，而病致此时，二人的脾胃已经接受不了人参的滋补了。于是陈莲舫在处方中故意加大了人参的用量，来迎合了二人的嗜补喜好，煎药前先对人参进行了炭化炮制，巧妙利用了人参炭化炮制后药性和治疗功能的改变，使得补气作用减弱，而炒炭后又具有消食助消化的作用，一举两得。方中配伍几味健脾开胃的中药，既满足了慈禧太后和光绪皇帝心理需求，又能够对症下药，所以一剂药服下后，治病治心，药症对路，其效如桴鼓。

从此以后，光绪皇帝对陈莲舫倍加信任。在之后的十年时间，陈莲舫先后五次被宣召进宫，为慈禧太后和光绪皇帝诊治疾病，而且每次治疗效果都很好。为了表彰他给太后和皇上治病的功劳，光绪皇帝特地御赐"恩荣五召"匾额，悬挂在青浦朱家角陈莲舫府上的正厅上。

无独有偶，20世纪20年代末，湖北名医冉雪峰也曾用同样的方法治愈了安徽省府主席家老太久治不愈的发热。老太太患病高烧不退，请了许多名医来治疗均不见效，又请了日本大夫、德国医学博士也不见好转。听说冉雪峰六代祖传，有起死回生之神功，于是请他来为老太太诊治。冉雪峰诊察后发现，老太太平时养尊处优，活动极少，体质差，缺乏抵抗力。这次偶然感冒发热，本来没有啥大问题，但家里小题大做，中西医通治，中西药杂投，导致身体阴液损伤，内热炽盛，所以久治不愈。于是他开了一张处方，都是一些普通的清热养阴药物，令人不解的是，方药要用"上好野山参一两，瓦上煅为白灰，煎汤作药引"。

原来，冉雪峰认为，治疗老太太的病只需用柴胡、丹皮、鲜生地、玄参、瓜蒌皮、知母等一些普通清热养阴草药即可奏效，但是担心平时用惯贵重药物的达官贵人，不会相信区区几毛的便宜草药而拒绝服用。于是在方中加野山参一两来满足病家心理，但煅烧白灰后的人参只留其名，不存其性，由此而达到治疗目的。冉雪峰认为，病是害在人身上，不能光医病，不看人，不能人病分离。所处他的处方，草药治病，山参治心，而老太太看到处方药价昂贵，欣然接受治疗，所以热退病除。可见医生临床既要治病，又要把握患者的心理，这样才能提高患者的顺应性，保证治疗手段的实施。

何鸿舫巧治"黑疸病"

近代上海名医何鸿舫（1821—1889 年），出身青浦重固镇中医世家，为江南何氏医学第二十四代医。先攻科举业，十七岁父何其伟病故，次兄何昌福秉承家业行医，后何昌福又溘然病逝。因忧虑数百年祖业无人承继，故转而专事医学。

何鸿舫一开始先在青浦县重固镇行医，后因水灾而迁居松江颛桥。当时松江府一带是血吸虫病高发地区，而他因为在松江地区治好了大量的血吸虫病患者而声名鹊起。他临诊备有一枚"读书不官则为医"的闲章，作为处方笺压脚印。

有一次，何鸿舫出诊松江府台公子的毛病后坐船回颛桥寓所，船行驶到杜田泾时，看见一个半死不活的小皮匠，躺在茅柴院里苦苦呻吟。何鸿舫顿时起了恻隐之心，便起身下船，上岸询问小皮匠的病委。原来小皮匠生了黄疸病，现已变成黑疸。俗话说"黄疸变黑疸，棺材里进一半"。所以病情危在旦夕。

何鸿舫掰开小皮匠的眼皮看了一下，接着问道："你是不是经常到河里洗冷水澡？"小皮匠有气无力地回答："是的，一年到头居无定所，洗冷水澡也是没有办法的事。"了解完小皮匠的病情之后，何鸿舫对他说道："快到我船上，随我回家治病。"小皮匠面露难色地回答："老爷，我穷得一分钱也没有了，还是让我死了算啦！"听到这句话，何鸿舫长叹一声说道："哎，事到如今，就别说什么钱不钱的事了，救人一命胜造七级浮屠，就当我行了阴德吧！只要你听我的话，或许还能起死回生。"说完，命人将把小皮匠扶到船上。

回到家中后，何鸿舫先让小皮匠喝了一碗粥，然后就把他锁进一间空房。接下来接连三天，也不见有人送饭过来。小皮匠心想：何医生把我接到回家，又关着不闻不问，自己是不是上当了？可是又转念一想，我一个垂死的人，骗我又有何用呢？还不如耐心等待医生治疗。就这样饥肠辘辘地等到第四天，房门终于打开了，外面有人进来对小皮匠说：老爷请你吃酒去，鸡肉鱼蛋可以尽情吃。小皮匠一听有吃的了，顿时口水直流，一上酒桌就拼命地吃，吃得肚皮像气吹的蛤蟆一样。

等小皮匠吃饱喝足之后，何鸿舫又命人把他锁进了空房。过了半个时辰不到，便觉得口渴难耐，喊着要水喝但又没人搭理。于是便在屋里翻箱倒柜找水，忽然发现墙角边上有一罐清水，于是捧起来一口气咕咚咕咚喝了个精光。

过了不多久，肚子里开始"咕噜咕噜"地叫个不听，紧接着就是止不住的上吐下泻，弄得房间里臭气冲天，直泻得筋疲力尽，才躺倒在床上像个"活死人"。这时候房门打开了，进来两个人替小皮匠洗刷干净，又将房屋打扫好，然后端来一碗汤药给小皮匠灌了下去。喝下药后竟然感觉大好，几天后便能起床行走了，治疗了半个月，小皮匠终于起死回生，身体完全康复了。

费绳甫从痰饮论治怪病

费绳甫（1851—1913 年），名承祖，江苏武进孟河人。费伯雄之孙，费应兰之子。幼承庭训，医术精妙，求诊者日以百计。中年因承包崇明盐务，亏耗数十万，不得已迁居上海，高其诊金，以图偿债。然而遇到贫病却不收诊金，并赠送以药。治疗虚证别有心得，临床重视调和胃气，临诊治愈很多沉疴奇疾。

有一个吴姓太守在湖北做官，得了一种奇怪的疾病，凡一接触东西，就觉得这些东西在和他讲话，甚至会对着物品詈骂。期间看过许多医生，都没有任何起色，都怀疑他是中了鬼邪。后来，吴太守回到故里，登门来费绳甫处求治。费诊脉后认为，病人所听到的物品发出的议论、辱骂、恐吓声音纯粹是幻觉，中医辨证属于痰蒙清窍，神魂不藏。肝主藏魂，痰火侵肝，阳升无制，神魂不藏，飞越于外，附物而言。所以当用清热化痰、镇肝降逆药治疗。他采用丹皮、川贝、竹沥、橘红清化痰热；羚羊、石决明、龙骨等镇肝降逆，平肝潜阳。服药后，肝火得清，清窍痰化，魂魄得以内藏，幻觉幻听顿绝。

有一徐姓女子年方 20 岁，得了一种怪病，刚发病时头晕目眩，脑转耳鸣，接着眼前出现一条状黑影。发病数月后，眼前的条状黑影变成一条头尾鳞甲俱全的小蛇，并且还会蜿蜒蠕动，张目闭目俱可看见，不时出现在眼前，挥之不去。发病起至今已经四年了，虽经多方求治，皆无效果。费绳甫接诊后，发觉此女脉象弦缓而滑，当属肝阴不足，更夹痰饮。便投以生地黄、柏子仁、白芍、潼白蒺藜、归身、丹参、青龙齿、生石决、菊花、化橘红、制半夏、茯神、嫩桑枝、金橘饼、红枣等药。连服 10 剂后，眼前蛇影消失。再以原方 10 剂蜜丸，每服三钱，一日 3 次，饭前服用，以资巩固。

一年后徐姓女子又来就诊，说服药之后的半年中，双目视力恢复正常，但最近又复发，每晚睡到了半夜时，就会突然惊醒，在黑暗中又看见与去年相同的蛇影。天亮阳光普照时则一无所见，视物如常，而每至夜半后，蛇影又复显现。

费绳甫认为，肝足阴经开窍于目，肝和则目能见五色。目为肝窍，目生幻觉见异物，可以断为肝病。丑时气血注于肝，厥阴为阴极阳生之经，此人肝阴素虚，夜半之时阴极阳生，肝阳萌动，挟痰饮上犯，所以闭目则见蛇影。此痰饮为患。中医素有"人之诸疾，皆生于痰"之说，这次他用了滋肝肾之阴配合化痰饮的中药治疗，以豆皮、苦丁茶、潼蒺藜、代赭石、茯苓、青葙子、决明子、旋覆花、桑叶、龙牡粉等共研末、蜜丸为桐子大，服法同前。半年连服二料而愈。

丁甘仁沪上坐堂轶事

传统中医的行医的方式一般有居家行医、坐堂行医、走方行医等。近代的上海由于中西方文化碰撞、共存、逐渐融合，而充满了生机和商机，吸引了来自全国的各路人才纷纷驻足，成为中国的商业和文化中心。

上海良好的生存环境同样也吸引了各地的中医纷纷登陆，以寻找生存和发展机遇。当时上海中医除了独立开设医所诊室外，药店坐堂的行医模式也时比较流行，一些懂得医术的人通过集资或合伙方式开了药店，自己一边看病处方，一边销售自家炮炙的中药。还有些药店会雇请医生坐堂，并在店门前悬挂医生大名，病人看完病后顺便就把药给配了。坐堂行医方式给一些出师不久的行医者或者刚登陆上海尚无能力独立开诊的中医提供了一个不错的行医场所，而药店也有了比较稳定的客源和收入。例如，丁甘仁刚来上海时就在仁济善堂坐诊，南汇杨永璇曾在周浦张成大药店、三林塘中和堂药店、新场存德堂药店、上海董家渡曹盛昌药店坐堂。

1894 年 28 岁的丁甘仁初来上海，经同乡巢崇山推荐，来到"仁济善堂"坐诊。仁济善堂位于闹市区，有相当规模。前厅为药铺，两侧有多个诊室。诊所赵老板世医出生，因年老体弱，已不在前堂坐诊了，仅在有疑难杂症时出诊一下。诊所平日由子侄、孙辈和多名学徒应诊，但这些后辈中没有一个能够挑起大梁的，因此诊室的业务大不如从前，药店生意也逐渐萧条。赵老板虽然有意聘请名医来诊室主诊，但又付不起太多银子，心里一直犹豫不决。此时老友巢崇山推荐了刚到上海的丁甘仁，他便应承下来了。

丁甘仁精通内儿妇科，尤其擅长外感时病的诊治，在仁济善堂坐诊，因治愈了一些疑难重症，逐渐有了一些小名气。一次，有个上海滩上的小开，因咳嗽数月，微微发热来仁济善堂求诊。赵老板亲自把脉处方，但服药后不见效果。于是病人不开心了，过来闹堂，赵老板怕影响声誉，想退还医资，息事宁人。在场的丁甘仁问清原委之后，表示愿意操诊一试，若再无效，医资由他出。这样保全了赵老板的面子，病家也能够接受。结果，两帖药下去后，咳嗽止住了，再服药 2剂，疾病痊愈。病家非常开心，欲以红包相谢，却被他婉言谢绝了。此事之后"仁济善堂来了位神医"之传说不胫而走，而他在上海滩名声响了起来。

有一个上海滩上的名花旦，由于用嗓子过度导致失音。因为不日将有出演，且戏票早已售罄，戏院重金请了一些上海滩的名医诊治，但收效甚微。眼见演出日期一天天临近，倘若不能如期开演，将承担违约责任，戏院老板心急如焚，许诺谁能在数日内治愈花旦失音，不误上演，愿出银百两酬谢。此条消息经《申报》花边栏报道，引得全城关注，于是有人推荐了在仁济善堂坐诊的丁甘仁。老板抱着试试看的想法前来请诊，他看到丁甘仁如此年轻，虽然心生怀疑，但还是决定试试看。丁甘仁接诊后才发现病情比较棘手，而此刻也只能使出浑身解数为之一搏了。他了解了一下之前治疗情况，并结合病情辨证为"虚劳喉痹，金实不鸣"，随后开出汤药二剂，嘱咐患者早晚煎服，禁食辛辣，御风寒。并预言："不出所料，二日之内，金音重开。"

两天时间很快过去了，第三天早上仁济善堂刚开门，就来了一帮人。原来是戏院老板带着那位名花旦及全班人马登门来拜谢了，来往过客和看热闹的人群把诊所门口围了个水泄不通。当丁甘仁出现在诊所门口时，等候在一旁的《申报》记者举着照相机照个不停，戏院老板致辞感谢丁甘仁医术高超治好了花旦的失音，为戏院排忧解难。并当众兑现承诺，打开了装满银子的匣子向众人展示，还赠送烫金匾额一块，上面书写"神医"二字。第二天的《申报》就刊登了丁甘仁治愈上海名花旦失声症的新闻，从此他在上海滩的名气更响了。

香草汤治愈何应钦三姨太闭经

上海妇科名医陈筱宝因治愈何应钦"外室"（人称三姨太）闭经一事而名扬沪上。

蒋介石的高参何应钦可谓是政治风云人物，他一向"惧内"，又爱"脸面"，因此一向不去花街柳巷眠宿，也不在"国都"南京拈花惹草，却"暗度陈仓"在上海"娶"了三房小妾，其中以年轻的三姨太最受宠爱。

一日，何接到三姨太的电话，说"月事"已三个月未至了，怀疑是珠胎暗结，某医曾投破血行经之药无效，因此事关乎何的声誉，所以来电询问如何处置。何应钦考虑再三后，将此事禀告宋美龄，宋让三姨太来南京，安顿在"美龄宫"暂住。

悉闻上海妇科名医陈筱宝善治妇科疑难杂症，于是宋美龄用专车去上海将他请到南京来为三姨太诊治，并谎称是自己表妹，来南京探亲不幸染病，特请其诊治。

陈筱宝曾师从上海妇科医家诸香泉，当时在上海市区三牌楼开诊，看病擅长辨色、诊脉。他问诊后得知停经三个月，腹中胀满，曾延医治疗无效。更视患者面色枯索无泽，脉细弱无力，且腹痛拒按。三姨太提出，担心当下时局不稳，若是真的有孕，请予以堕之。陈筱宝诊察病情后，对宋美龄说："令表妹非孕，乃经闭耳。虽外形体健，实则积劳内损，系操劳过度所致，所谓外强中干之体也，故不可用药峻攻，免伤元气，今投活血行气之剂疏之，或许奏效。"

随后他拟方香草汤：香附3钱，益母草7钱，鸡血藤7钱，当归5钱，川芎3钱，柏子仁5钱，牛膝3钱，莪术1钱5分，红花2钱，红糖7钱。水煎服。

三姨太服3剂之后，腹部胀满消除，再服3剂药之后，月经复行。

何应钦原本就略懂医道，由此对陈筱宝的医术由衷地佩服，于是请教立方之意。陈筱宝解答道：闭经为妇科常见之症，一般认为有血枯、血瘀、寒凝、气滞等四种情况，治疗亦从补血、行瘀、温中、解郁四法入手处方治药。陈筱宝认为，治疗经闭只需从虚实两因着手，因此香附、益母草、当归、川芎等养血活血、行气化瘀，再加牛膝、莪术、红花以增强血化瘀之功而获效。又讲到香草汤基本方义来自宋代妇科医家陈素庵的《妇科医要》。观三姨太的病因，担心时局动荡，对自己的归宿整日惴惴不安，加上传闻日军将进攻上海，家里仆人皆返乡躲难，只得自己亲自操劳家务，久而劳力费神而病。其闭经后腹中有痞块疼痛拒按，因此陈筱宝在古方基础上加牛膝、莪术、红花增强软坚活血化瘀之功，并其方名"香草汤"，服后3剂获效。倘若是虚损痨瘵、先天不足、发育不全等原因导致的闭经，香草汤就不适宜了。何应钦听了以后，非常认同陈筱宝的观点，并欣赏他的医术，想挽留他在"国府"供职，但被婉言谢绝。

巧用经方治怪病

沪上名医包识生出生于福建上杭地区的伤寒世家，幼承家学，学成后，始在广东潮汕地区行医，开设"耕心堂"作为诊病配方之场所。临床本着"仁者爱人"思想治病救人，每天应诊者多达百人。为贫病者施诊用药，从不计较报酬得失，每逢有夜半敲门求诊者，无论寒暑冬夏，贫富贵贱，立刻赴诊，以解病困。每遇贫弱孤寡就医，更亲自碾切草药，制方煎药，送汤喂药。不仅医术高超，而且医德高尚，乐善好施。因此在潮汕地区妇孺皆知，有口皆碑，医名斐然。

一次，包识生出诊经过一个村庄，遇见一个年轻男性，卧病在床上已经一年多了，身体背部发热犹如炭火燎烧，且上身多汗，牙齿流血，心中烦躁不安，小腹以下冰凉，如泡在冷水里，阴囊抽缩，大便稀薄，小便频急，每周梦里遗精两到三次。家人曾经请了当地许多医生治疗，都不见好转。原本家境贫寒，为了给儿子治病，已负债累累了。

包识生诊察病情后，发现患者舌质偏红，舌苔根部白腻，脉象滑而且缓。认为病属伤寒上热下寒之证，当以清上温下之法治疗。而前面医生的治疗用药，几乎千篇一律的补肾固涩，所以没有什么效果。

经过仔细辨证后，针对病情，包识生处方用中药四味：黄连 6 克，黄芩 6 克，大黄 3 克，炮附子 12 克。他亲自煎制中药，先把"三黄"用刚烧开的滚水浸泡 10 分钟，然后倒弃药渣，留下药汁。再将炮附子用小火煮滚 40 分钟后取药汁，再和"三黄"药汁相混合在一起，稍微加热后分两次给患者服下。病人服到第三帖中药时，背上灼热感开始减轻，上半身出汗也已经止了；小腹部开始转暖，阴囊抽缩消失，大便开始成形。又按原方再服三剂，症状全部消失。包识生看到这家人一年多来因为治病，已经弄得十分贫穷，于是不收分文诊金，令患者家属十分感激。包氏用六剂中药治好了久治不愈的疾病，随着消息亦传出，有些曾经治疗过这个病人的当地医生前来请教，包识生毫不保留地对请教者说道：人体的水火阴阳，是依靠脏腑气机的升降出入，周济于表里上下的，以维持人体各脏腑生理功能的相对的平衡。一般来说，火在上而下行以温水寒，水在下而上升以济火热；阳卫外以守阴，阴守内以助阳。从这个病人的脉证来看，显然是上热下寒，水火不能够上下交济而致，病变的焦点在于上焦热盛，盛就亢，亢则不能下行，则下寒无火以温，故呈现上热下寒的局面。如果只用补肾固涩之法，就犹如隔靴搔痒，肯定很难取得效果。因此，治疗上应当清其上热而温其下寒。所以我就用张仲景"附子泻心汤"清上温下，具体使用时，将黄芩、黄连、大黄先用滚水去浸泡，以薄其味而取其轻清之气，治上达下，以泻在上之热；附子熟用，用小火久煎，取其醇厚之味，则其力大气雄，可以温下焦之寒。诸药合用，服下以后，则热得"三黄"而清，寒得"附子"而温，阴阳调和，水火既济，那么寒热错综复杂的疾病自然就好了。众医生听了之后，莫不连连点头称道"不愧是名医"。

熟地巧愈奔豚奇症

上海名医朱少坡（1877—1930年），祖传三代医，他在上海淡水路开设诊所，1920年初创立了上海神州医药总会。

有一张姓病人，年纪40岁左右，平时身体极虚，常常出现遗精、白浊、喘急、盗汗、腰胁痛等种种症状。近来又添一种怪病，胸腹里有一股气作祟，有时向上冲，弄得精神大减，不思饮食。最奇怪的是那股气向上冲的时候，便呕吐不止，有食时吐食，无食时吐清水或痰浊。向下冲的时候阳物便蠢蠢然向上勃发起来。心虽未转到色欲上去，也有跃跃欲试的样子。这样有半个月余，看了好几个医生，病情都没有转机，身体也越发亏虚了。

有个朋友建议他去淡水路上的朱少坡先生诊所看看。朱少坡诊察了他的病情后，认为这病是由于患者年轻时候纵欲太过，房事虚劳导致了这种比较危险的奔豚气发生。于是他处方用熟地一两以朱砂四分炒，淮山药五钱，磁朱丸四钱，及代赭石、决明子等药治疗。张姓病人见方中有熟地，便怀疑地问道：前医也用过熟地，服了以后胸中滞满不舒，恐不对症吧？朱少坡对他讲，此证非用这味药方能见功，前面的医生用后效果不灵，定是分量太少的缘故。我现在熟地分量加重，再加朱砂一炒，一定不会有胸中滞满发生，放心去吃吧。

患者服药五天后复诊，自述症状好了许多，呕吐、阳举一概不作，气也不冲动了。服用熟地后也没有感觉到胸中胀满不舒服。可见同时一味中药，只要用之得法，就可以达到治疗效果。朱少坡治疗时熟地用砂仁炒制，既采用大剂量熟地补肾纳气治疗因虚劳导致的奔豚气上下攻冲，又避免熟地的滋腻之性使得患者服药后胸中闷滞不舒，因此药后效如桴鼓。

夏家芥菜饮愈肺痈

德清籍中医夏墨农（1890—1950 年），字和庄。15 岁随先祖父夏少泉学医，继承祖业，18 岁出道，开始悬壶于德清东南湾。夏墨农性善，凡遇村野贫病者患疗疮痈疽，他不仅免费就诊，而且并赠药。东南湾四周河道纵横阡陌，病人要摇船来找医生看病。夏墨农为减轻病人舟车劳顿，对来诊者力求一次确诊病情，并结合辨病分析，一次性给出病人初诊处方与接诊方，在第一次敷完外用药后，将后续更换用药一起交给病人。并由手下的学生给患者详细交代回家后药物的煎服法、换药法、饮食宜忌、情志调场等事项，患者归去后能按顺序依法自治。一般病家来诊一次后多能获得治愈，因此他在东南湾有了"一趟头夏墨农"而声誉。

夏墨农后来到上海行医，由于他处方严谨、用料讲究，研制出了一系列外科外用药，如用"香头吊"提疗拔毒，治疗水蛇头或起疗疮走黄；降丹薄贴截流火；三石敷糊愈臁疮等，治疗外科疮疡痈疽效果显著，遂即医名鹊起。

当时的上海滩还流传着放置在夏墨农诊所园子里的那 10 余口合抱大小的芥菜缸。据说每年夏初 4～5 月时，夏墨农总要叫手下人出去购买新鲜芥菜数十担，洗净后放置于缸中，上面用石头压住，并倾入清水，再用竹缸笠盖之，任其发酵。等到第二年，便收集芥菜发酵后渗出的菜汁，清澄后收藏，名为"芥菜饮"。如果有肺部感染、肺脓疡病人前来就诊，患者有咳嗽胸痛、发热恶寒、咽干不渴、时出浊唾腥臭或吐脓如米粥样症状，他辄令病人提壶汲取芥菜饮，每次热饮半小碗，一日3次。一般服三四日后，脓痰便会逐渐减少，二周左右肺痈脓肿基本可痊愈。

芥菜饮是用芥菜经过一年发酵后取其沁出的菜汁，它可能含有某些治疗肺炎致病菌的抗生素有效成分，因此对肺炎治疗有明显的效果。利用新鲜蔬菜制作发酵后产生的具有消炎抗菌作用的成分来治疗肺炎，这在抗生素缺乏且价格昂贵的民国时期，治疗意义非凡，因此当时夏家芥菜饮能治肺痈在当时的上海滩广为流传。

其实用发酵蔬菜汁治病方法，民国时期上海中医秦又安也曾写过茼蒿菜汁治愈气喘病趣文，刊登在当时的《南汇医药月刊》医林趣话专栏：

有一个县令在偏僻的乡野的任职，那里只有零星几家商店，没有一家诊所和药店。有一天县令发气喘病，由于求医不得，于是责成手下推荐医生。属下均以所辖地处偏僻，缺乏良医相告，但县令不依，无奈之下有人推荐了当地一个姓张的人。张姓之人听说要他去给县太爷看病，暗忖自己也没有学过医，只是稍记了十几个丹方，而且自己也如吴牛见月（患哮喘）屡治不愈，又怎么能治他人之病呢？不敢唐突前往而推辞。县令大怒，说道：你若不应，则视为藐视官长，要拘捕做劳役。张某恐慌，只得蹒跚前往。山道崎岖难行，中途口渴难忍，山中又没有泉水可饮，于是向路边村妇讨要口水喝。村妇也没有可饮之水，正巧在腌茼蒿菜，便说你如果实在想喝水，要么试试茼蒿菜汁。此人口渴之极，于是就掬起些腌菜汁喝了一二口，倒也颇感清冽。等到了县衙门，素有的气喘病已经平息，精神也觉得爽快了。只是对县令的病没有把握，但只能硬着头皮诊治。心想，自己气喘饮了腌茼蒿菜汁已经有明显效果，如果也给县令饮用，纵然无效也必无过。于是借口小城无良药，自己需要独自配合。于是独处一室，稍稍觅得来茼蒿菜，取汁沥清，先让县令饮下一杯。过不久，咳喘稍平，继续饮用，等到第三杯喝完后，竟能够安然入睡了。第二天天亮，气喘竟然全平息了。县令非常惊奇，不仅赠诊金，并送牌匾加以褒奖，于是名声大振。

药食同源是中医治疗的一大特色，日常饮食物有时也能发挥其意想不到的作用。

王仲奇治愈杜月笙"肠瘫病"

杜月笙是 20 世纪上海滩上最富有传奇色彩的人物，他出身低微，从一个水果摊上的小瘪三混迹上海滩，成为帮派大佬，与黄金荣、张啸林三人并称上海滩三大亨，后来又成为涉足娱乐、文化、教育、金融、新闻各业的财富大亨。他出入黑道、白道，游刃于商界、政界，在中国近代史上刻下了独特的印记（图 2）。

王仲奇是近代寓居上海的新安医家，1923 年秋应人之邀到上海定居，并以精湛的医术享誉沪上，令上海中医界刮目相看。当时出版的《海上名人传》载有其名，是近代新安医家的杰出代表。

港台报人章君穀通过走访杜月笙后人，编撰了《杜月笙传》一书，书中详尽描述了杜月笙传奇的一生。其中有一段描写了杜月笙与王仲奇结缘的经过，说明杜月笙骨子里是一个极具传统文化思想的人。

书中有这样一个章节：杜月笙生了一场大病，直喊肚皮疼，疼得性命交关。又说是想吐，痰桶刚搬到床面前，哇的一声，喷得一地狼藉，满床腌臜，呕吐不止连胃液都呕了出来。陈氏夫人和守着敲腿、使他入睡的马阿五发了慌，马阿

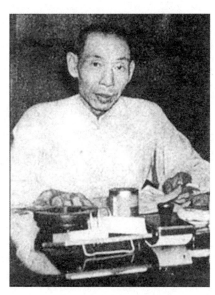

图 2　杜月笙

五出去一叫，惊动了杜公馆所有的上下人。刹那间，前楼后楼灯火通明，公馆里人仰马翻，乱成一团。二楼太太陈夫人的房间里，进进出出，跑来探望的人川流不息。杜月笙正疼得满床打滚，额头上的汗珠，直比黄豆还大。杜公馆里几十个人，又急又怕，全都乱了手脚，七嘴八舌，议论纷纭，有人说快吃施德芝济众水，有人说该服雷允上的六神丸，还有人讲快把烟盘子拿出来，让杜先生吃筒鸦片烟包管就好，喊喊喳喳，嘈嘈切切。杜月笙此时实在疼得狠，又被烦得不行了，越发焦躁，缩在床上大喝一声："还不快去请医生！"

"啊，去请医生，请医生。"马阿五口中念念有词，抽身便走，下楼去打电话。他晓得杜月笙这次症候不轻，于是请了法租界里最有名气的法国医生——谢毕来出诊。也只有杜月笙才有这么大的面子，深更半夜把谢毕从床上叫起来，急忙带着翻译和护士，开汽车到华格皋路出诊。

谢毕诊察过了，放下听筒，叫他的翻译告诉杜公馆的人："急性盲肠炎，要立刻送到医院开刀。"

"开刀？"杜月笙双手捧着肚皮，高声地喊："不要！"

"不要？"谢毕面露讶异之色，然后命翻译加以警告："杜先生的病，有生命危险，除了立刻开刀，无法治疗。"

杜月笙的喊声更高："不要，不要！我宁死也不开刀。"

僵住了，在场的亲人佣人，即使在这么危急的情况下，也没有一个人敢劝他。因为她们晓得，当着外人——尤其是外国人的面，杜月笙绝对不会听妇人小子之言而改变自己的主张的。

无奈谢毕告辞，回医院了。但他留下了话："我会吩咐医院手术房里准备，杜先生答应开刀了，立刻送过去便是。"

医生一走，陈夫人便泪眼婆娑，往床沿上坐着，低声、柔婉、恳切地劝道：

"你现在是大好佬（上海方言'老大'），性命比山还重，阿好看在这许多人的份上，就去开刀？"

"不开！"杜月笙回道。

陈氏夫人开了头，众人也纷纷跟上，大人求，小囡哭，都说是不开刀就不得了啰。剧烈的疼痛，难忍的不适，耳根又不得一秒钟清净，此时的杜月笙心烦意乱达于极点，他左手按住疼处，一个翻身，从枕头底下摸出了实弹的手枪。

"哎呀！""你不能！"众人惊呼道。

陈氏夫人更是不顾一切地扑上去，把执枪瞄准太阳穴的那只手，紧紧地抱住：

"你这是在做啥呀！"

握枪在手，杜月笙气喘咻咻地吼：

"看到没有？我说过了的，宁死也不开这个刀！"

一屋子人，茫茫然手足无措。

此时的陈氏夫人突然想了起来，说道："听说有个叫王仲奇的中医，专治疑难杂症，医道很高明，可不可以请他来把把脉？"杜月笙点了点头。

王仲奇十万火急地赶来，一把脉说："杜先生的病叫肠痈，我开个方子，火速抓药来吃，可以治得好。"

杜氏亲人，暗地里意见不一，多一半的人说："世界上没有听说过，急性盲肠炎可以吃药吃得好，不要相信这个医生的瞎话。反而耽搁了时间。"

躺在床上的杜月笙，又是一阵剧烈腹痛，痛极大叫："快去抓药！"

药抓来煎好，服下了一帖。等到天色将曙时，肚皮里开始咕噜咕噜地响，接着由先前的大吐特吐，变成为大泻特泻。一大家子人心想，这下越来越糟了。未曾想，泻过之后，他虽然精疲力竭，昏昏欲睡，但竟然不喊肚皮疼了。不到三天，身体恢复正常，而且盲肠炎至死不曾复发过。

话说那个法国医生谢毕，倒也很认真负责，每天打电话来询问病情。当他听说杜月笙的病不开刀居然过了危险期，并且得到康复，大为惊异。上海滩上的西医耳闻此事颇感诧异，纷纷议论，想不到中医中药竟有如此的神奇玄妙。

因此，用不着广告宣传，王仲奇就一下子红起来了，每天诊室门庭若市，户限为穿。想想能用一帖中药治好杜月笙急性盲肠炎的医生，谁能不佩服他的医道呢？

王仲奇名利双收之后，也在上海滩摆足了名医的派头。传说，为了防止被绑票，他的诊疗室里设了一道铁栅栏，医生看病好像在坐牢，病人求诊，要伸只手进铁栅栏里去，以便医生把脉。不仅此，出诊诊金根据路途远近而不同，细到同一条马路也分门牌衖堂；同一幢楼房，二楼三楼诊费也各不相同。再到后来，等他红遍了半边天，就干脆不出诊了。

王仲奇成沪上名医后，获利倍蓰，始终克享盛誉。为了饮水思源，就拜了杜月笙为师，成为恒社的一员。倘若有人非请王仲奇出诊不可，唯一的办法，是请杜月笙写一张名片。

祝附子救治徐小圃儿伤寒危症

民国二三十年间，上海滩流行一种小儿的怪病，俗称"喝茶撒尿病"。这些孩子大多头热脚冷，汗少烦躁，高热不退，口渴多饮，尿多色淡，但西医化验均未发现异常。而孩儿突染此疾之后，病势必定凶猛，一时成了难以治愈的疑难之症。上海不少儿科名医以各自衣钵相传的秘方、名方治疗，但屡屡诊治无果，万般无奈。而名医祝味菊却以重用附子的温热方反其道行之，竟然收到奇效，此消息震惊了上海中医界，"祝附子"由此得以名扬。

宝山小儿科名医徐小圃和祝味菊虽然各承衣钵，临床风格不同，但是私交甚好。有一年夏季，徐小圃的一个儿子患了"伤寒病"，热度逐日上升，并出现了神志不清、不能自主、语声低怯等垂危征象。徐小圃亲自诊治，给服家传泻心汤后，病情不但没有好转，反而逐渐加重。患儿神昏不醒，伤寒恶象频现，生命于垂危之中，全家人异常焦急。家人和诸亲好友纷纷向徐小圃建议：不妨恳请其好友祝味菊先生来会诊。徐小圃慨然叹道："我与祝君虽属莫逆之交，但学术观点不同，他擅温阳，人称'祝附子'。今孩子患的是热病，若祝君来诊，无非温药而已，此明知其'抱薪救火'，我孰忍目睹其自焚耶？"就这样又过了两三天，患儿几将奄奄一息。在家人和亲友竭力敦促下，徐小圃心想与其束手待毙，不妨放手一试运气，于是请了祝味菊先生过来会诊。

祝味菊应诊后，对孩儿仔细诊察，望色、闻声、按脉后说道："孩儿神志昏聩系由渐而成，呓语郑声，脉现伏象，并不是中热毒昏聩突然而来，而是阳虚易脱之象，不是中热毒，不能用清宫汤、紫雪丹类。"望着众人疑虑焦急的神态，祝味菊向各位承诺："病孩有救，如果今天我的药方不能治愈，我将终生不当医生。"说罢祝味菊处方，不出所料第一味药就是附子。

因为对祝味菊的诊治不抱希望，徐小圃随即回到卧房闭门入寝，以等待不幸消息报来。而祝味菊处方之后，亲自下厨煎煮药汤，随后守候在患儿病榻旁边，亲自奉药喂灌。当晚服药一剂，至半夜病情还未见起色，家人开始惊慌了。祝味菊心静气定地安抚大家，并嘱夜半再服一剂，就可以转危为安了。祝味菊彻夜没有合眼，他仔细观察病情演变。一直到第二天东方拂晓，患儿身上开始出汗了，热度也有所退却，神志渐渐清醒，紧闭的两眼也睁开了。再喂汤药，竟然能自动张口吞药服汤，并且有饮食的欲望了。祝味菊嘱人喂食了一些米汤后，患儿随即又安然入睡了。祝味菊至此才得以和衣倒榻休息片刻，此刻徐家人也都松了一口气，大家都感到欣喜自慰，徐太太更是径直走到徐小圃寝室前，敲门报喜。而徐小圃听到敲门声后，霍然跃起，急忙问道："何时不行的？"待到门打开后，看见老伴脸带春风，喜形于色，方才料知结果并非自己所判断。夫人告知孩子病已好转，他随即前往病室细审病情，结果与昨日之情形竟判若两人。再回头看到旁边榻上和衣而卧的祝味菊，鼻息浓浓，也安入梦乡，心中的感激之情油然而生。于是含笑回房，再坦然无忧地睡其大觉。

再说孩子病情转危为安之后，祝味菊又在原方基础上加减再服，神志越来越清晰，开始与人对答如流，服药一月后，体力基本恢复。而徐小圃欣喜之余，对祝味菊更是敬佩有加了。

祝味菊采用大剂量附子为主治愈了儿子伤寒危症，徐小圃由此开始接受了温阳法，他临床用药风格也从之前的崇尚单一清凉法，逐渐转变为温凉兼施。而且还将自己的儿子徐仲才送到祝味菊门下。

一指禅治愈国画大师偏瘫

朱春霆（1906—1990年），字维震，江苏嘉定（今属上海）人，为黄墙朱氏中医六世医。17岁后师从江苏邘江一指禅推拿名师丁树山学习推拿，为了提高指力和腕力，每天清晨坚持练强身功"易筋经"，米袋被手指磨破了，袋中的米粒被磨成了粉，经过四年的勤学苦练，终于练就了一指禅推拿的绝技。学成后他悬壶沪上二马路（现九江路）、虞洽卿路（现西藏中路）口的平乐里，采用一指禅治疗内、外、妇、儿、伤各科疾病。

据朱鼎成，李鑫编著《海派中医》载：1925年著名国画大师吴昌硕因半身不遂而封笔多时，听朋友提起过有个医生专门用一指禅治疗半身不遂，后来自己又在报纸上看到了朱春霆一指禅推拿的广告，于是有意邀请他前来府上试试。20岁左右的朱春霆接到国画大师邀诊后，心怀忐忑地坐上黄包车来到北山西路吉庆里吴昌硕家门口，他轻轻叩开扉门，由佣人引至客厅。吴昌硕这时起身多时，正因偏瘫闹心不已，见朱春霆到来马上邀请他入座，并对他说："久闻先生大名，不知先生却如此年轻，真是后生可畏。"说罢呵呵大笑。

朱春霆随即切了一下脉象，又看了看舌苔，问了一些起居、饮食的情况，然后取出笔墨，一一记录脉案。他对吴昌硕说："先生年事已高，且有痰湿在身，内气已虚，腠理不密，使风邪之气乘虚而入成此疾患。"吴昌硕忙问："以先生之经验，余病可治乎？"朱春霆说："观先生之手足虽拘紧，但尚能活动，庆幸为右侧偏瘫，又不多时日。古人曰：半身不遂，男女皆有，此患男忌左，女忌右。故先生之疾推拿可治。"吴昌硕听罢，如释重负，便说："请先生施术以解吾拘紧之苦。"

朱春霆随即取丁八势，将全身之真气运至手太阴肺经，经中府、云门等穴，然后集中于右大拇指侧的少商穴，并略施一指禅功，沉肩、垂肘、悬腕，将右拇指轻轻印在吴昌硕头顶的三阳五会穴上，并以每分钟120次的频率运动手腕，将功力透入吴昌硕的全身经络。吴昌硕微微合上双目，自觉体内有股细流，如行云流水，时行时止。朱春霆拇指边的少商穴与吴昌硕的三阳五会穴越贴越紧，几乎融为一体，感觉指下有一股引力如鱼儿咬鱼饵。朱春霆暗想：得气了，老先生一定会有反应。果然，吴昌硕双眉开展，愁云顿消。随后他又将拇指移行到吴昌硕右肩的肩髃穴上，略施功力，一股视之不见又触之如电的内劲，缓缓透入穴位。随着指力如同能量泵般一紧一松运动，使得气血随经络逐渐运行至瘫痪无力的右臂，僵硬的右臂肘关节随着微动也稍有松弛，局部苍白萎缩的肌肤略显微红，此时的吴昌硕感觉良好，称赞一声妙哉。吴昌硕问道："朱医生您刚才在我头顶心现在又在我肩头推按，这两个地方是不是穴道？"朱春霆说："诚如您说，头顶穴称三阳五会，又名百会，它是全身经脉集中的地方，古人认为该穴可治百病。战国时期神医扁鹊为虢太子治疗突然昏死休克险症，就是针灸、按摩这穴位。肩头这个穴叫肩髃，是治疗手臂不遂的要穴，相传唐朝库秋钦得了风痹，手与足都不能屈伸。名医甄权就用针刺了这个穴位，他就可以拉动弓弦射箭了。"吴昌硕咋舌："我只知人体有三十六个死穴，哪知穴位还能救人呢。"朱春霆一边推拿一边和吴昌硕交谈，经过三刻钟治疗后，顿觉通体舒畅，手脚轻松。之后每次朱春霆推拿治疗结束后，吴昌硕都会挥动画笔，锻炼手劲。

经过朱春霆一个月的推拿治疗，吴昌硕本来瘫废数月的右手已经灵活如初了。一天，好友白龙山人王一亭来吴府拜访，看到吴昌硕又可以挥毫作画了，他欣喜万分连声称赞：奇迹，奇迹。当得知朱春霆是鼎鼎大名的丁树山的徒弟，太老师为一指禅大师丁凤山时，先是一怔，随后感叹道：真是名师出高徒，一指禅代有传人啊。王一亭带来了几幅自己的画作想请吴师指正，他恭恭敬敬地把画稿一一展呈在画案上，吴昌硕眯起眼睛说："大有长进，尤其是那幅《和合图》更为出色。"等治疗完毕后，吴昌硕又兴致勃勃地挥了挥右手道："让我也来画上几笔。"说罢他用画笔蘸了少许朱红，在王一亭画的和合中间添上几朵活泼可爱的小花。画毕，吴昌硕说："这幅画算我们师生合璧，送给朱医生留念吧。"说罢沉吟片刻，磨得墨浓，舔得笔饱，一行行铁划银钩的墨字赫然纸上："和为贵，合子结，吾道非常抱坚节。"落款：吴昌硕时年八十有二。

两个月之后，吴昌硕的右手已经完全可以挥洒自如了。一天，老人挥动大山水画笔，在二尺的宣纸上画了一株傲然斗霜的黄菊送给朱春霆，并题诗曰："东篱有黄菊，开时斗大花。餐英能益寿，根下有丹砂。"临别时还寄语称赞朱春霆的年轻有为：终军年十八请缨，贾谊年十八为博士，春霆先生年方弱冠，前途无量。朱春霆捧着这幅大师的国画珍品，心情也久久不能平静。

丁济万大剂生大黄愈龙阳毒

民国二十五年，《长寿》期刊"名医验案"专栏刊登了上海名医丁济万治疗"龙阳毒"（同性恋致病）验案颇有意思。

丁济万随祖父丁甘仁伺诊以来，所经病人不下数千余人，其中奇病怪症更多不胜数。有一次，丁甘仁应外地病家之邀请出诊，所有上海的门诊均有丁济万代理。有一天晚上十一点左右，有一王姓富翁来请出诊，丁济万急忙登车前往。到了病人家里，中西医已经济济一堂，但大家都不明白发病原因。于是丁济万走到病榻前诊病，据说昨日起忽然发寒热，少腹疼痛，越痛愈剧烈，屡服中药、西药止痛，都无任何改善。因久闻丁氏大名，特意来延请诊治。丁济万察看到病人少腹部有黑筋一条直冲胸膈，阔约半寸，手不能按，身体不能俯曲，疼痛难当。而在场的医生对病情的诊治又各执一词、意见分歧，有的认为是肝气失于疏泄的缘故，有的认为是气血凝结恐怕变成少腹痛症，还有的医生认为属于夹阴伤寒症。丁济万认为，病人年逾六十，原配夫人远在家乡，身边也没有妻妾在旁，夹阴伤寒一说难以成立，而判断肝气失于疏泄及少腹痛症又依据不足。他此时想起了曾经听朋友谈到过，此富翁酷爱男风（同性恋），今日之病，莫不是由于这个原因？而且，刚刚询问病情时，病人对这点绝口不谈。结合病情症状和种种迹象，丁济万便判断富翁患的是"龙阳毒"，发病原因是男风而导致。他一边说一遍观察病人的反应，只见此人侧身面向里，好似自觉羞耻的样子。于是丁济万果断处方，用生大黄四两，嘱咐病人马上煎服。因担心病人年事已高，服用大黄泻后恐怕体力不支，于是另嘱咐煎人参汤备用，以救治病人因大黄泻瘀毒后导致的虚脱。服药后不久，病人果然便下许多黑血，少腹部的黑筋也随即消减，等到黑血便尽，则黑筋也完全消散了。然而此时的病人已经羸乏不堪，几近虚脱。于是急忙叮嘱把备在一旁的人参汤给灌下去，病人随即熟睡过去。等到一觉睡醒，再用调理方善后，龙阳毒得以痊愈。

丁济万事后回忆道，龙阳毒自己以前临床也没有遇到过，只是曾经在一本医书中看到过这种治疗方法，所以敢用如此大剂量的生大黄解毒泻瘀。他认为医生在临诊之余，更应该广泛博览古今之奇书异志，并且一一默记在心，方能集思广益。

中国自古就有帝王宠男色的同性恋记载，特别是汉代，几乎每位皇帝都好男色。宠男之风后来又在士大夫官宦阶层蔓延，明清时期逐渐在民间盛行。随之出现了同性恋致病，中医称"龙阳毒"。清代名医余景和在《诊余籍》一书中记载了医家王九峰用大黄治愈龙阳毒案例，详细论述了龙阳毒的病因病机、症状表现、治疗用药。认为：龙阳之毒，甚于妓女。男子体质属阳，二阳相并，虽不中毒，往往损目。后庭一日一便，启闭有时，火毒内蕴，毫无泄路，久郁如炉，以刚济刚，以火济火，阳者喜窜喜升，毒从肛中射出，直入茎中，如中毒矢，从冲任脉中，直冲于上，络中流利之气血，阻室不通，气不通则痛，血不通则黑。故用大剂量大黄治愈本病。民国初期，上海开始行男色之风，据《旧上海娼妓秘史》一书载："民国初年，这种风气（玩男色之风）乱到上海，但仅一二个月相公堂子，因无人问津，不久便匿迹。到了20年代初，又重新出现，并有所发展。到了1935年居然有十余处，100多人。"当时同性恋致病的现象已经被医界所认识，在医籍《国医新语》《怪病奇治》中都记载了同性恋致病"龙阳毒"的治法，用生大黄120克用水煎沸，绞汁服之即愈。

本案龙阳毒，从症状判断，当属于同性恋肛交后导致直肠黏膜损伤出血、感染，由此引起急性盆腔感染而发热、腹部剧痛不解。生大黄具有泻热通肠，逐瘀通经，凉血解毒作用。现代药理研究发现大黄有很强的抗感染作用，并能够调节免疫、抗病原微生物作用、降血脂、止血。丁济万采用大剂量生大黄一味清热凉血泻下，治疗同性恋导致的急性盆腔感染，再用独参汤固脱而获奇效。

张聋聩勇斗洋人哈同

上海龙华的张氏是土生土长的中医世家，临床以善治伤寒热病闻名。特别到了近代，张世医学又以张骧云（张聋聩）最为著名，他以善治伤寒时症及内科杂症而著称，当时沪上有"得了伤寒病，去看张聋聩"说法流传。据说张骧云在民国初期诊治传染病"烂喉痧"患者时，被患者的呕吐物喷吐在脸上后感染伤寒，导致双耳失聪。临诊只能依赖自制的"喇叭筒"助听。所以之后世人就称他为"张聋聩"了。

张聋聩不仅医术高超，而且心地善良，善助贫病，因此在当时享有很高的声誉。他又以不屈服于权势而为世人称道，其中"张聋聩勇斗哈同"的故事当时在上海滩广为流传，中华人民共和国成立后还被写进《旧上海的故事》一书中，作为50—60年代中小学爱国主义教育的素材。

近代英国籍犹太人哈同在上海因炒作房地产捞到了人生第一桶金，靠上海滩地产买卖发家成为当时上海滩著名的地产商，人称"上海大班"。1904年哈同在涌泉浜（今上海展览馆处）一带用竹篱笆圈地为他妻子罗伽琳兴建爱丽舍园（俗称哈同花园），并强行要求凡被圈入的地方，不管民宅还是耕地全部归他所有，如若不从则以断水、阻塞出路等恶劣手段相逼。那时的哈同在上海滩势力非常大，南京路上的大多数商铺都归他所有，所以当时上海的大亨、巡捕等看到他都非常买账。例如，当初曾准备从静安寺到外滩开辟一条有轨电车，但途中要经过哈同花园，因哈同不同意而只得改道绕行。因此面对哈同的圈地霸行，弱势的老百姓只能忍气吞声地迁售，最后只有张家五世祖坟在哈同花园中岿然不动。哈同和罗伽琳视其为眼中钉、肉中刺，但慑于张聋聩的性格孤傲、富贵不能淫，就想出用黄金地段的一处房产与他置换，另加十万银元。哈同自己不愿贸然登门，便让好友，时为上海商务总会协理、金融大亨朱葆三当说客，朱葆三因为与张聋聩关系融洽，便一口答应。次日张聋聩正在赈灾接诊，朱葆三不期而至，等张聋聩诊治完毕，他将哈同想买下张氏墓地的意愿及交换条件一一陈说，张聋聩一开始顾及朱葆三面情，假做耳聋没听见，王顾左右而言他。朱葆三一再解释，于是他也顾不得其面子了，回答道："不要说是十万大洋，就是摘下天上的星星我也不卖。祖坟啊！我们都是中国人，怎么可以把祖宗贱卖给洋人。"朱葆三虽然碰了一鼻子灰，但心中却暗暗翘起大拇指：张聋聱，硬骨头！

哈同一计不成又生一计，让社会上一些地痞流氓装作病家去张聋聱诊所捣乱，但是在这个铮铮硬汉面前均无功而返。哈同耍尽种种手段威逼利诱，但是张聋聱却始终置之不理。哈同无计可施，竟然自恃洋人之威，围墙堵路硬将张氏墓地圈入园中，还不让张氏后人扫墓，以此来强硬逼迁。张聋聱忍无可忍，为了维护中国人的尊严，他通过法律手段一直诉讼到公共租界会审公堂和英国驻沪总领事馆。经过十余年的不懈坚持和抗争，并在社会各界的广泛支持下，这个肆意在上海圈地逼迁、不可一世的大亨哈同，终于不得不在自家花园中辟门开径，并立下字据，允许张氏子孙自由进出祭扫祖坟了。

张聋聱勇斗哈同正义之举，不仅重挫了哈同的蛮横之势，更是大长了中国人的志气。被当时上海各大媒介报道，在街头巷尾广为传颂。

丁甘仁与洋人打擂台

比武打擂，一般是武林高手之间的事。但是在一百多年前上海滩，曾经发生过一起中医、西医摆擂台比试医术高低的新鲜事。打擂的双方是中医名家丁甘仁和西医医生约翰，担任裁判的是上海第一家西医医院广慈医院的洋人院长。杨忠在《丁甘仁传》一书中详细记载了事情的经过。

1907年10月13日，天主教江南教区在金神父路（现瑞金二路）开设的第一家西医广慈医院（今瑞金医院）举行开业典礼，应邀而来的除了上海社团和名流外，还有在沪的各国领事、西医馆的洋大夫以及当时的一些主流媒体。名医丁甘仁作为沪上少数几位中医也被邀请参加开幕仪式。

仪式结束后，丁甘仁等参观了医院设施，又参加了酒会，他与美租界西医馆的洋大夫约翰紧挨着。当有人介绍这是上海名医丁甘仁先生时，约翰不屑一顾，很不礼貌地用夹生的汉语说道："中医能治病吗？"又卖弄地说："中医不中意。"丁甘仁不卑不亢地回敬道："西医是万能的吗？"也反唇相讥："西医是戏医。"大家不过调侃而已，并未放在心上。

不料一阵喧嚷，却引来了许多人，那个洋医生顿时面红耳赤，恼羞成怒地说道："丁先生你代表中医，我代表西医，我们就在广慈医院里摆擂治病，你看如何？"丁甘仁亦不甘示弱，说道："悉听尊便！"

一直在场的广慈医院洋人院长，对他们欲"摆擂"争高低非常感兴趣，他鼓动说："我愿提供方便做你们的裁判，医院里新进了许多病人。"接着又很有风度地说："为显公平，你们到病床上抽取同一病种的病人，具体规则你们自定，不知二位意下如何？"说完看了看丁和约翰，见二人没有异议，大家开始迫不及待地想看这场"好戏"，酒会也草草地散场。

到了住院处，因为约翰是内科医生，自然抽内科病种。院长征得二位同意，把中西医当时都较为棘手的伤寒病作为"打擂"病种。院长之所以选伤寒病，是因为他知道虽然西医疗效并不确切，但总比中医治疗先进些，这样中医必败无疑，想借此打压一下中医，从而为他新开张的广慈医院做广告，一举两得。院长取出两份伤寒病历，翻过来背面朝上供二人挑选，甘仁与约翰各抽一个病例。依规则，丁甘仁只能用中药，约翰则用西药，治疗期限为 20 天，疗效标准为病人恢复健康或朝着康复的方向发展，并以检测结果为凭。院长当着中外宾客的面说："我是个教徒。我以上帝的名义起誓，保证裁判的公正并全程监督。20 天后我还是在这里宣布结果，欢迎大家再次光临，谢谢！"他底气十足，认定中医必败。广慈医院开业庆典变成了丁甘仁与约翰的中西医擂台，这一新闻在上海各家报纸上都有报道，一时沸沸扬扬，家喻户晓，大家拭目以待中西医"打擂"的结果。

丁甘仁抽取的病人是法租界的洋人史密特，35 岁，男性，是法国通商局的一名助理。听说丁先生是上海滩大名鼎鼎的医生，史密特很乐意接受他的治疗，借此亦想领教一下中医的神奇。他不仅主动配合，还给了丁甘仁精神上的支持，对中医治疗充满信心。丁甘仁与史密特作了简单交谈并感谢他的信任："对我的信任其实就是对中医的信任，我在此对你表示感谢！"同时又语气坚定地说："我不会让你失望的。"

丁甘仁认真细致地对史密特作了检查，询问了病史和饮食起居，接着望闻问切，仔细辨别疾病的虚实寒热，以此来确立辨证论治的方案。此时的丁甘仁一丝不敢懈怠，因为他已经把这次对垒不看作自己的个人行为了，而是代表了有几千年历史的传统中医，甚至代表一个国家的尊严，因此只能取胜，没有退路。经过一番诊察后，一套完整的治疗方案已在丁甘仁的脑海中形成了。他胸有成竹地对史密特说："你要谨遵医嘱，按时服药，中医是忌口的，按我吩咐去做，保证你不出20天痊愈。""我会的，希望我们成功！"史密特回应道。

平心而论，当时中西医对伤寒病的治疗均无确切把握，但在这类疾病的治疗方面，丁甘仁倒是得心应手的。多年行医积累了丰富的经验，他精心配制了5帖中药并亲自煎熬。而史密特吃了他开的药后，病情有所起色，热度渐降，面有红晕，胃口微开。丁甘仁根据病情，又对药方作了相应的调整。他认为史密特的病证，属于寒从内生导致气血凝滞，第二步则可以舒通经络，扶脾祛寒，护阳伐阴，于是又开了5帖汤药。10天后，丁甘仁去广慈医院查房，此时史密特早已立在门口迎候，他拉住丁甘仁的手，面带悦色地说："我们成功啦，谢谢！"随后又问道："丁大夫，我的病好了，不需要吃药了吧？"丁甘仁诊查病情后说道："从脉象看，寒气已出，但脾虚阳乏，当以扶正祛邪，最后一役直捣黄龙，否则功亏一篑。"这时的史密特神秘地对丁甘仁耳语道："约翰大夫的病人，依旧发热不止，病不见好。"

20天过去了，打擂分胜负的时刻到了，当时的报纸早已提前营造了气氛，人们也翘首以待。这一天，风和日丽，广慈医院门口早已挤满了人，报界更是抓住这个新闻热点，派出了强大阵容。这时那位"败擂"的约翰大夫托辞未来。广慈医院院长作了简短讲话后，略带沮丧地宣布："这次中西医擂台结果，伤寒患者史密特经过20天中医治疗，已经基本恢复健康，各项化验指标正常或趋于正常，丁甘仁先生代表的中医获胜！"

医事闻趣

祝味菊屡愈洋人伤寒危重

民国时期，寓居上海的四川籍名医祝味菊，因学验俱丰，胆识过人而闻名，临床治病，往往一针见血。每每遇其他医生摇首却步的重病，他却敢于承担，并常常能起重笃而救险难。章次公先生曾经说过："这些在祝先生只是家常便饭。"由于祝味菊临诊屡救重危起沉疴，因此医名日渐鹊起。

祝味菊又是一位学贯中西的医家，是上海中医里为人处世最洋派一个，他拥有一辆汽车，外出时西装革履，携带手杖，走路腰背笔挺，外看上去像是"外国医生"（西医）。上海滩上的一些西医也相信祝味菊的医术，常常与他进行交流，并不时将一些西医临床棘手的疑难病介绍去他那治疗，总是能够药到病除。

伊朗人杜达，身体魁梧，但素有哮喘病。以往发病时由他的医药顾问治疗，一般经过西医注射、服药后即可缓解。但有一次因为气候突变，哮喘又复发了，他连续咳嗽，气急痰喘，以致不能平卧，这次西医治疗却毫无效果，于是他打电话给老友、美国医药博士梅卓生医生。梅医生询问病情后，建议他找祝味菊试试。杜达不语，梅医生问何故？杜说："虽然我不是中国人，却是一个老上海，从来没有听说西医介绍病人给中医医治的，何况我又是一个外国人，适合中国古法医治吗？"但经梅医生一再的推荐，杜达勉强答应试试中医治疗。

祝味菊应邀而至，为杜达按脉察舌后，诊断为肺有痰饮，肾阳不足。梅医生把意思翻译给杜达，杜才认可。祝味菊用张仲景小青龙汤法加人参、附子为方。杜达服药两帖后汗出，咳嗽大爽，气急渐平，随后即能平卧了。之后他便主动约梅医生同去祝味菊诊所道谢并继续求治。

祝味菊治愈杜达先生哮喘病后，杜达常向友人介绍中医的神奇和祝味菊的医术高超。上海滩一些外籍医生开始关注这位名中医。有个叫兰纳的德国医生，人称兰纳博士，经梅卓生医生介绍与祝味菊相识，交往后成志同道合之友。他们商榷在上海成立会诊诊所，采用中西医联合诊断，西医理化检查结合中医传统方法诊断疾病，取中西医治疗方法之长，在社会上引起很大反响，求诊者甚众，许多疑难重证多能迎刃而解。

有一位肝硬化腹水病人，突然昏厥不省人事。面赤，目上视，四肢强直，脉弦急。三位医生研究，用急则治标方法，祝味菊提出了具体治疗方案：一强心，二镇静解热，三祛痰。梅医生与兰纳博士均表同意。先由祝味菊拟处方：黄厚附片、上安桂、酸枣仁、朱茯神、羚羊尖、活磁石、川羌活、水炙南星、仙半夏、火麻仁以及冲服的竹沥、生姜汁各一汤匙。另配合补液，经过中西结合治疗，病情逐渐稳定。之后经三医生会诊，继续使用前药方治疗，症状明显好转。

通过临床合作，兰纳博士对祝味菊佩服有加，认为他"不仅善用中医方法治病，西方医药亦精通有余，令人敬佩"。

有位西医叫叶翰臣，是研究中药的博士。年过半百的他不幸得了伤寒症。因此前已患过伤寒，体质一直没有恢复，现在二度染上此症，忧心如焚，求医无门。曾工作于大华医院的缪护士，亲眼目睹过祝味菊治愈伤寒症的高超医术，竭力推荐叶博士去请祝医生。叶博士虽然毕生研究中药，但对中医能治顽疾还是心存疑虑，但碍于缪护士情面便还是应允了。

祝味菊辨证诊察后，叶博士急问："我的病能治吗？大概几周可痊愈？"祝味菊答道："你的伤寒症，按照我的治法，十天便可以见效了。"叶博士将信将疑，缪护士则在一旁连连点头说此话不假。于是叶博士放弃西医治疗而改服中药，并按照祝味菊的方法调理护养。果然，病情转归完全如祝味菊所预料，到了第八天，叶博士的热度全退了。祝味菊又开了一张药方调理善后，没过几天，叶博士的体力也开始恢复了。他大为诧异，继续请祝味菊来复诊。此时的叶博士已经能离开病榻在室内小步行走了，他对祝味菊的救命之恩感谢备至，并请教道："您用的中药我在中央研究院大都已做了的研究，对于伤寒既无杀菌的作用又没有特效可循，但是阁下您却能如期治愈顽症，有何道理？"祝味菊反问道："西医用血清治病根据何在？"博士回答："增强人体的抵抗力罢了。"祝味菊微微笑道："说得好，中药治病是同样的道理，伤寒的治愈全靠你体内的抗体。抗体的产生需要自身潜力的合作。中医治病的关键不在于单味药物，而在于方剂的配合，还在于疗法的合理。"博士恍然大悟，感叹道："太精彩了，中医治疗疾病立意高远，我枉为医学博士，只注意研究个体中药，而不了解整个中医之大道，虽然苦苦求索，除了数据，乃一无所得。"自后，两人成了莫逆之交，但凡亲属友人患病，叶博士都诚心诚意地推荐给祝味菊治疗，无不妙手回春。

神力千斤王——王子平力挫外国大力士

自古以来，伤科医家出自武术行家的为数甚多，寓居上海的中医伤科八大家之一、河北沧州籍伤科医家王子平亦是医武双全。王子平出生于河北沧州的武术之家，自幼酷爱武术，精通查拳、八极拳、龙泉剑等拳术，和佟忠义并称"沧州二杰"。他后来因震惊中外的武术赛而享誉，被世人喻为"神力千斤王"。

20世纪初，外国列强视中国人为"东亚病夫"，一些外国拳手自称"大力士"，在中国各地设立比武场，并悬了赏银，号称要打尽中国习武之人。有个外国领事曾口出狂言："打尽天下无敌手，中国何人敢上场。"并且指着奖金白银说："白银是好的，你们上来一个打死一个。"一些赛台的柱子上也贴着"世界大力士，打尽天下无敌手"。气焰十分嚣张。面对列强的挑衅，血气方刚的王子平实在难咽这口气，在济南先后打败了德国、日本和沙俄等国的大力士。使中国人扬眉吐气。后来由于这件事情受到了列强的压力，而南下上海行医为生。

20世纪20年代上海有一个张家花园，是一个经常举行赛马车、开舞会、演马戏节目和京昆剧等活动的私家花园。有一年，一个心毒手辣的外国大力士在此地设立了拳击比武场，凡是和他比武的中国人频遭暗算致死，围观者心中生疑，议论纷纷。自古比武虽都立下生死状，生死由命，但通常高手总会手下留情，如此丧失人性绝非善者所为。后来大家才明白，该人用的卑鄙手段与所传北宋潘仁美之子欲取杨七郎的诡计如出一辙，即自恃武艺高强，用专攻取对手下三路的下流手段使人毙命。

王子平耳闻中国比武者屡遭惨死，心中忿忿不平。他首先对外国大力士的"海底捞月"式拳术阴招进行详细研究分析，随后制定了一套克敌制胜的破解拳术。做了充分的准备工作之后，王子平便前去挑战那个外国大力士。两人几个回合过后，对手又故伎重演，直取王子平下部，王子平机警地封闭了自己的下三路，大力士屡屡出手不能得逞，便开始心浮气躁，这时候王子平看出其动作上的瞬间破绽，乘机猛地来了个黑虎掏心，只听得"扑"的一声，大力士的肋骨当场折断，命归西天。观战的众多市民纷纷拍手称快，终于邪不压正，中华武功力克恶徒，扬眉吐气。上海工部局的警察虽然在现场，但也奈何不得王子平，而他此得"神力千斤王"之称并名扬天下。

1922年，为了赞扬王子平高尚的民族气节以及盖世武功和精湛医术，著名画家齐白石挥毫题下了"南山搏猛虎，深潭驱长蛟"的条幅赠予王子平。

医乃仁术趣谈

医生的职责是维护生命健康，这种职业之道所体现出来的德和天地长养万物的之德相是一致的，是佛性随缘而生利他妙用的生生之德。医者应该常怀仁爱济世之心。

受中国传统文化影响，中医非常讲究医德风尚，早在唐朝，医圣孙思邈在《备急千金要方》中有专门关于医德的"大医精诚"篇，其中"凡大医治病，必当安神定志，无欲无求，先发大慈恻隐之心，誓愿普救含灵之苦。若有疾厄来求救者，不得问其贵贱贫富，长幼妍蚩（美丑），怨亲善友（关系亲疏），华夷愚智，普同一等，皆如至亲之想。亦不得瞻前顾后，自虑吉凶，护惜身命。见彼苦恼，若己有之，深心凄怆。勿避险巇（艰险崎岖）、昼夜、寒暑、饥渴、疲劳，一心赴救，无作功夫形迹之心（婉言推脱），如此可为苍生大医，反此则是含灵巨贼"。详细论述了一个大医应该具有的仁爱之心。

近代中医不仅具备高超的医术，一些医生在成名之后更能体恤贫病，心怀仁爱之心，从德善并举来体现"医乃仁术"的。

蔡小香设诊所于上海老闸桥万福楼后街（今北京东路596弄17号），对贫苦病家常送诊给药，每逢岁尾，以财物济助贫民，深受社会赞颂。

1896冬年上海流行喉痧症，此病传染性极强，治疗不及时必有生命危险，所以大家谈病色变。当时上海有数万人罹患此病，尤其在生活环境差的贫穷者中间流行迅速，其中许多人因治疗不及时而死亡。那时候上海各大医院诊所都是来求治的喉痧病人，但大多因治不得法、药不对路而无功而返。唯丁甘仁诊所疗效甚佳，每起沉疴。他为喉痧症治疗拟定了内服方剂，吹药方、外贴药等，救治了不少危重病人。此消息一经传开后，病人蜂拥而至，诊所每天人满为患，门诊量在上海近千家中西诊所里最高，但他依旧如开仓赈灾般救治喉痧症患者。遇到贫穷患者一样尽心治疗，对一些特别贫困的病者更是分文不取。几年时间治愈了喉痧症近万例，被世人称为"活菩萨"。丁甘仁的善举惊动了官府衙门，立即派员褒奖，并上报朝廷嘉许。

外科名医顾筱岩早年诊所设在南市万裕码头，那个地方贫困老百姓居多，一般患病后早期不会就诊，等到病重挨不过去时才东借西凑，筹集诊金来看病。顾筱岩得知这种情况后，想出了一个"红包诊金"的办法，即患者来他诊所求诊，医生诊治完后，病家只要送一个红纸包作为酬谢，有钱时可以包上几角钱，困难的可以包几枚铜板，甚至空包一张红纸算是酬谢。他认为这些贫困病人情非得已，更应当多给予同情和帮助。因此对待这些病人他总会亲自检查疮口，揩脓换药，诊毕多给些外用药。针对一些配不起药又必须服药的贫穷患者，他和药店议定后开了些药摺，凡是遇到这类患者，会把药摺连同药方交给病人，拿到药店免费取药，月底由顾筱岩一并支付药资。

当时的上海滩上还有许多医家都有义诊施药的善举，例如曹惕寅1920年隐居于卡德路（即今石门二路）上的"翠竹山房"，不正式挂牌行医，只对由熟人介绍的患者应诊。但是凡是遇到贫病患者求治，则义务诊治，更施送药品，因此深得社会名流，如蔡元培、王晓籁等的称道和信赖。他在诊余还去江湾大场圈地种植中草药，并为当地农民义务施诊送药，无论散步乡擊、街坊、书肆、马路商店，随处为人义务诊治，且数十年如一日，活人无数。

伤寒名医祝味菊在上海开业时，对平民百姓十分友善。他的诊所每天早晨 6～8 点是义务施诊时间，专门为贫穷市民免费诊疗。对一些特别困难的病人，还可以到诊所对面的福寿堂中药店免费取药，费用由祝味菊统一结算。这在当时老百姓中是尽人皆知的。

妇科名医陈筱宝服膺仁术济世的信条，他虽然门诊收入丰厚，但自奉节约。对于求诊患者，不论贫富，一视同仁。他曾关照挂号处，凡穿号衣的人力车夫带家属来看病，一律不收诊金。每每遇到生活贫困的病人，便会退回诊金，甚至还解囊送药。他刻制了一枚送药印章，凡是他的处方上印有这个印章的，病家即可到指定的药铺免费取药，此善举深得病家的信任和称颂。

名医章次公，医术高超，治疗用药以便利、廉价、灵验为特点，受到病家的欢迎。他还怀有慈悲之心，每天总腾出一定时间为贫病者免费诊疗，有时深夜出诊遇到贫穷患者也不收分文报酬。一些无钱卖药的病人，看完病后还可以拿着他签名的药方到指定药店免费配药，这些药方最后会由章次公来统一结算药资。故有"平民医生"之称誉。

近代一些名医用自己的行动诠释了"医乃仁术"。这也是从医者必须具备的职业素养。医生用仁爱之术，来体现仁爱之德，又用仁爱之德，修炼仁爱之术。医德与医术是相通的，有仁爱之心的人，才有仁爱之德，才能修炼成仁爱术。

夏应堂象牙刮舌板
——近代中西医学理念的差异

上海名医夏应堂早年师从许菊泉学医，学成后开诊行医，因临床疗效显著，声名卓著，在当时的上海滩与丁甘仁齐名，有"北丁南夏"（沪北丁甘仁，沪南夏应堂）之说。

民国期刊《民众生活》1930 年第 5 期载登了署名紫宜文章，题为"名医的象牙刮板"。作者以自己在夏应堂诊室就诊的亲身经历，从一根小小的象牙刮舌板来讲述自己对中西医的不同感受，并对一些沿袭已久的不注重医疗卫生的中医诊疗习惯进行了善意批评，并希望中医师们能学习现代医学先进的卫生理念加以自身改进。于此载录文章大概：

在上海这个地方，医生有千百之数，然得有盛名，且有真实本事的，当属夏应堂先生。最近我因生病，前去请他诊视了几次，诊所病人拥挤，如不是预先挂号，当天挨起前后来，至少要等三四点钟。这虽不是衡量一个医生好坏的唯一标准，但也足以说明夏应堂能够得到许多病人的信仰，这不是一件容易的事情。

不过，看惯了西医讲究消毒洁净的我，对夏应堂桌子上的一根象牙刮舌板，却未免有点寒心。中国人喜欢老牌子，医生越是十七八代祖传师传，越能使人敬仰。逻辑言之，那根象牙刮舌板，其年代大概也很久远了，资格怕也不见得浅了吧？你看它的色泽就明白了。在夏应堂看病的时候，他拿着这根刮舌板从这个病人口里一伸一探，稍停片刻，又到了另一个病人的舌上光临了。凡是遇到患咽喉病或者其他口腔病的病人，他总是要用这根刮舌板检查，想想它从这个病人口中再到其他病人的口里，会有传染疾病的危险。如果有一个患咽喉或口腔小毛病的人去那就诊，因这根刮舌板"派司"到了剧烈的大病回来，那就是非常值得忧虑的事情呀。每次过去看病时，看到这根象牙刮舌板在夏应堂的手里，从这个口移到了那个口里，使得读过洋书、略懂西医知识的我不免地替这些病人惴惴畏惧。而此时的夏应堂先生却从容不迫，毫无足怪，视为当然。可能在夏先生心里以为这种洋人应用之消毒洁净手段，道地国货名医是不屑去模仿的。然而微生物细菌的传染性确实存在的，除非我们认为决无此事，否则断不能不加以预防而忽视消毒的问题。这些临诊琐事对于病人来讲利害关系甚大，于此勇敢提出，希望各位中医，尤其是各位名医平心静气加以注意，千万不要认为是小事情无足轻重，必须认识到病菌的传染是不能否认的事实，因此医疗器具的消毒也是必须的。如果能够因我一言，大家有所改进，造福病人，其中的意义就不是浅显的。

与西医相比，中医医法不同，二者不能相提并论。但是诊疗卫生和设备应该学习西医，这也是为病人的健康和生命着想，安危出入，做中医的人理当如此。不能因了顽旧成性，老是这样不肯改良，诊室里面涕唾满地，秽气触鼻，用具随意，不进行清洁消毒，则病人难于入座。希望卫生当局加以督促，改进中医诊所的卫生状况和就诊环境。

文章从名医夏应堂诊病所用的一根小小的象牙刮舌板来反映民国中医诊所的现状和诊治疾病在卫生方面的陋习。这是西方医学传入中国社会之后，给国人带来的新的医学卫生观念。当时在上海，人们开始重新审视在中国流传了数千年的传统中医，并对此提出不同的看法。这种中西医学思想的差异在近代社会中的碰撞，也使得中医界开始自我反省，并且对传统中医进行改良，在自我改进过程中逐渐摒弃了一些陋习，吸收了部分西方医学先进的医学理念和诊疗方法为我所用。例如，从传统中医的带菌诊治到逐渐注意医疗器具的清洁和消毒，过去一些外科器具和针刺工具一般是反复使用而不进行消毒的，后来受西医的消毒灭菌方法影响，开始采用高温杀菌或者酒精消毒进行处理医疗器具，然后再进行使用。再后来发展到当今社会，一次性针具、压舌板等医疗器具在中医临床已经普遍使用了，而杀菌消毒的观念在中医临床已经非常普及了。

名医的闲情雅趣

民国时期的上海中医、特别是一些名医诊金收入比较高，所以生活也较富足，一些人在诊余闲暇之时都有各自的一些兴趣和爱好，例如有些人喜爱收藏，有些喜欢舞文弄墨，有些更爱好伺兰养鸟、玩票，吸烟打牌也是普遍的。这些闲情雅趣反映了当时上海中医日常生活的一个方面。

收藏

妇科名医蔡小香收藏了逾百方名砚，他的书斋因此取名"集砚斋"。

平素他还在沪上创办书画社，同平湖李叔同、江阴张小楼、宝山袁希濂、华亭许幻园等名人义结金兰，成为莫逆，人称"天涯五友"。

儿科名医徐小圃是博学之士，对书画文物的鉴赏和收藏在上海滩也是数一数二的。他藏有唐、宋、元、明、清各代名家书画，特别是唐代杰出书法家怀素《小草千字文》真迹尤为珍贵，还有唐代女诗人薛涛所书《美女篇》真迹手卷、吴采鸾、朱淑贞、管仲姬、柳如是、叶小鸾等题跋均有收藏。还藏有宋代姜白石书《报母志跋》真迹，文天祥书赠宋代某儿科医家"慈幼堂"三字的匾额真迹等。徐小圃曾以昂贵的价格购得明代周茂兰为其父周顺昌死于厂狱而刺血上疏的原迹，该疏曾在苏州文献展览会陈列，著名画家吴湖帆曾向徐小圃商借此疏，并录成全帙。

医家丁福保爱好收藏古钱，陈存仁曾经收购了大量古钱币，转手送到丁福保处，由丁福保进行鉴别和摹铸，并分类排比古钱，每套装成二十四个锦盒，定名为"泉品宝鉴"。

"医界才子"陈存仁爱好收藏古籍医书，他购得古医籍后，会分门别类地阅读和珍藏。在他刚开业不久，每天下午诊务完毕，就会抽出一些时间去三马路（今汉口路）一带旧书铺淘购旧书，一年之后，医书目录已增至一千余种。1930年陈存仁专程到北京琉璃厂找到最大书铺富晋书社，共搜得旧书一千多种，其中八十种为北平名医萧龙友所藏的。他还留意日人汉医籍的收集，除了通过通信邮寄方式从日本购得一些书籍外，1936年更是亲赴日本，遍访书肆，购置了大量医药书籍。返沪后便将所搜集的日本汉医籍整理编辑成《皇汉医学丛书》，由世界书局在1936年刊行。

诗书画

民国上海的一些名医不仅医术高超，在诗、书、画上也有很高的造诣。

除了收藏，徐小圃在书画方面的造诣也是很高的，他的书法宗苏东坡、黄庭坚，笔力遒劲，气势雄伟，令人赞赏。还常与国画家符铁年、金石家钱瘦铁等研讨书画。

江阴籍医家曹颖甫不仅精通医道，且能诗善画，并喜爱金石。1904年礼部试后，科举废，他遂断绝进取的意向，经常作诗文以抒胸臆。曹颖甫性格高傲，又喜欢画梅，常寄情于画。他的诗高超绝妙，气势不凡，不拘泥于古人而别树一帜。书法酷似何绍基，婀娜多姿且寓刚健于其中。

顾筱岩早年诊所在南市万裕码头紫霞路，那也是黄炎培办学的旧址，他和黄炎培、张大千、吴湖帆、黄宾虹过往甚密，各有墨迹相赠。吴湖帆誉顾筱岩"方笺之书有颜氏大将风度"，顾筱岩藏有黄炎培的"杏林故事今徵实；竹巷新居旧执鞭"一联。

名医程门雪多才多艺，有诗、书、画"三绝"之誉。自言："我诗为上，书次之，医又次之。"他与况蕙风，朱古微入室弟子、圣约翰教授、诗词名家陈蒙安交往，壮年以后，诗学还在精进，著有诗集《晚学轩吟稿》。在书画方面与吴昌硕的传人、画家王个簃相契最久，浦东朱天梵与他所好相同，交谊甚密。画作兰竹梅菊，雅健有风致。诊余吟诗作画之外，还善于篆刻，从他自篆的"蒲石山房"及为何时希所篆的"医世家"亚字印等即可蠡窥其功力。

严苍山曾师从晚清翰林、书法巨擘章一山学习草书，他的书法飘逸中见沉着，婀娜中显刚健，隽永洒脱，别具韵致。幼年时曾用功临摹《芥子园画谱》，于梅、兰、竹、菊颇具功力，平时作画不多，然兴至下笔，清劲傲岸，神趣过人，毫不逊色于专家笔墨。他常与医界同道秦伯末、章次公、程门雪等赋诗联句，相互赠送唱和。还与王个簃、唐云、应野平等著名书画家交往甚密，特别是和中国画坛泰斗、前浙江美术学院院长潘天寿情同手足，常常长夜叙话，终生酬为知己。

秦伯未幼年好读经书，凡经史子集、诸家医典、诗词歌赋、琴棋书画，无所不涉。15岁开始写诗，早年即加入柳亚子创立的南社，与众多文人墨客相交甚密，30岁出版了第一部诗词集《秦伯未诗》，40岁出版《谦斋诗词集》七卷，有"南社题名最少年"之誉。精于书法，其书取法魏碑，似赵子谦、杨见山，行笔工整。他的隶书也颇有功底，今上海城隍庙大殿上还留有他早年书写的一副对联。他诗书之外，兼工画。

陈道隆自幼苦练书法，至老未曾辍笔。早年书学赵孟頫，后摹米芾、王羲之，晚年又临文徵明，博采众长，自成一体，雄浑中见飘逸，刚毅中不失柔和。人谓其脉案本身就是一张可供临摹的字帖。书法大师沈尹默先生初次见到他的字，脱口而出说："想不到老表弟在医界做事能有这么一手好字。"他与著名书画家刘海粟、吴湖帆、谢稚柳、程十发等都有较深友谊，闲时常与他们切磋技艺。

玩票、伺鸟、烟霞之好

再如京剧玩票、伺兰养鸟、打麻将、抽大烟等在民国时期的上海中医界也是比较流行的。

丁济万喜欢唱京剧老生，曾演《黄鹤楼》的刘备，常以《坐宫》吊嗓。凡梅兰芳、程砚秋、周信芳、言菊朋等演出，都喜欢捧场。并托何时希为他长期订票，遇到佳剧，则减少接出诊。还常与梨园周信芳、言菊朋、谭富英等交游。

筱岩先生清雅淡泊，不嗜烟酒，不近女色，闲来则种种兰花、饲养鸟雀以怡心养性。看到名种兰花，常不惜重金购买，精心调养。曾说过：一天门诊下来，给鸟添添水、喂喂食，是我最大的乐趣，听到它们百啭柔肠的一叫，便什么疲劳都消除了。1956 年，顾筱岩响应周总理号召从海外归来，只带了一个小箱子和两鸟笼，鸟笼中一对画眉，一对秀眼，鸟笼的钩子是他请名家刻了字的金钩子。

夏应堂爱打卫生麻将，他的诊所与住宅，同在上海南市九亩地，与梨园公会及梨同界所办的义务小学榛苓小学为对邻。他诊务十分繁忙，出诊回家，总有几位老友候着，同进宵夜，再搓四圈麻将，放松神经，自称是"卫生麻将"，迨散当已深夜了。

至于抽大烟、饮绍酒，在当时是上海中医界的普遍嗜好。许多名医，如丁甘仁、石筱山、丁济万、程门雪、章次公等都喜欢抽大烟，他们给吸烟题了许多雅号，有"啸傲烟霞""嘘吸清和""吞云吐雾""置身烟云间，不知天地日月，晨昏晦明""着我白云堆里，此身即是神仙""一灯相对，其乐融融""宁做猪八戒，不做薄情郎"（许多人有戒烟八次而复犯者，他们说：若能戒绝鸦片烟，此人定是无情汉）。

丁甘仁有烟霞之好，据陈存仁记述：丁公对我亦青睐有加，他原有烟霞之好，那时我因兼从常州举人姚师公鹤习围文，姚师与丁公有同好，我就学到一套装鸦片烟的技术，而且会装"雌斗"。丁公每晨起身之前，我往往先替他装好三支烟枪的烟泡，又黄、又长、又松（按：有此癖者，对装好的烟泡有三字好评，即黄、长、松），唯有这种烟泡，吸的时候才可以一气呵成，大过其瘾。

丁济万不仅自己抽大烟，连特务头子戴笠到上海也常常造访丁济万家，而他则庖厨度土（印度鸦片烟，为鸦片烟中的上乘真品）所费不赀。

程门雪的烟癖，包括大烟（鸦片）、小烟（卷烟），当其烟瘾来时，大烟不及则以小烟济急。抽大支"三炮台"，急吸一大口，燃烟约半寸，放桌上稍俟，则烟油聚集，再吸一口则稍能抵瘾。或大烟稍休，则小烟抽抽，总之是小大由之，口不离烟，烟不离口者，此时若有人与语，则唯见白眼耳。迨一场抢烟工作完成，则精神旺振，你如不言，亦找你谈。

张羹梅拜师学医闻趣

上海名医张羹梅（1905—2001年），出生于浦东原南汇县朱家店附近张家宅（现川沙施湾镇邓三村）。又名鼎周，别号鼐。1922～1927年就读于江苏省立第一师范学校。1929～1931年师从伯父凌秀千学习中医。凌秀千病故后，他又师从陈雪生学习中医。1933～1938年间在南汇、川沙悬壶开业。1938～1955年在上海江苏路、长宁路开业行医。1955～1956年任上海江宁区第七联合诊所所长。1956～1991年在第十一人民医院、曙光医院中医内科任中医师、副主任医师、主任医师。

张羹梅在民国期间曾写过一篇"习医散记"，描写他师从陈雪生习医期间的一些有趣的事，文章刊登在《南汇医学月刊》1948年11期的医林趣话专栏，内容风趣幽默，且颇有文采。摘录其文，以飨读者。

凌师博学多才，而人事变迁，每不如意，刺激日深，郁而不舒，演成气瘰，终于二十一年冬逝世。二十二年春，我方过堂于陈雪生先生，陈师世代习儒而医，家学渊源，为浦左冠，门弟子之多，亦冠于浦左。我系过堂者，过堂学生，认非嫡出，师每为歧视。某日，师已出诊，有门诊无人敢应，我与贯一兄共诊之。我过堂未久，不欲自作主张，虽执笔在手，意多从贯一兄也。翌日复诊，我适返家，师见我方，心有所偏，吹毛求疵，当众讥斥，几使贯一兄无容身之地。我返校贯一兄即告我，时我年少气粗，不能忍，即向师问罪："我有学有术，决不过堂。过堂要请师指教耳！今不加面斥，背放流言，求生反绝了。"师自知失言，立誓否认，我未便过逼，另想他法为报。

师曾写药性数节，经验之谈，使门人得益不鲜。惟内有款冬花误书为枇杷花，人皆不知。我虽知而未为检出，今假此以窘师，曰："此次返舍，遇诸医人于某医肆，谈及款冬花即为枇杷花，为诸医人辱。我谓系老师亲授，决无误。而辱更甚。私查《本草》，确属二物，药性悬殊，师博学多才，定有来历，请有以报之，以雪生辱。"师翻遍各书，方知自误。招入内室，大谈行医不易。自此青眼相加，认我为后生可畏，到处吹嘘，从无闲言。

坐轿子

学医和学其他业不同，学其他业由先生任意指挥，形同奴隶。学医带了学费膳费，先生特别优待，少爷派头，闲来麻将八圈，无人敢说个"不"是。我向陈师行拜师礼后，照例饮从师酒，酒罢，师即出诊，我重作冯妇，全无羞态，和诸同学一见如故，蒙邀雀战，既欣然入局。人则或吃或碰，我独寂然，未及四圈，觉有异，盖输之惨，从未有也，然以堂堂之诸同学，终不欲以小人之心疑之。八圈毕，不敢再周旋。

我在师门时，同学共八人，内陈影梅最长，世故最熟。师曾受巨累，余则一片天真，除攻医或游戏外，无所用心。某日，我适返家，贯一之兄来省，与诸同学亦作竹林游（此指聚会），贯一昆仲全军覆没，数概可观。贯一疑而告我，我方断为影梅所主，欲鱼肉我辈也。于是两下商定，佯为不知，仍与搏，终得出其不意破之。然自此，同学中分成两派，明争暗斗，我便成了影梅之眼中钉了。

太阳与少阴合一

陈师少时，放荡不羁，英雄儿女，有"陈行人狼"之号。其最盛时，有十余烟囱归附，惟得天独厚，抑或精研"内典"。至我入门时，年已古稀，而精神矍铄，尚如四十许人，一及女色，津津不倦，犹不减诸少年也。某日，我随师出诊楼厦某妇，某妇贫困，家徒四壁，医药难周。而有女及笄，貌似天人，不加修饰，已楚楚可观，令人之意也销。师诊病时，一再侧目，诊毕返舟，长吁不已。我悉其意，戏曰："据师言：'太阳与少阴合一，可免老人臭'今蓬门已识绮罗者，曷不载之东返，藏之金屋乎？"师大笑，乐不可喻。我乘势又戏之"金福，速返舟"，舟子金福不知戏，曰："遗物乎？"师亦以语出奇突，惊问曰："何？"我大声笑曰："速装佳人东返也。"

明日还来午膳

川沙东门外太平桥东块某姓妇，产后腹痛，重礼聘师往诊，我随在侧，见系瘀血为患，师以理气化瘀轻剂与之。归途，我以管窥之见进曰："重用化瘀，一剂可愈。"师颔首而笑曰："明日还来午膳。病痊愈，必不续聘。"翌日复诊，稍重其量，果不得续。现在上海名医，多取轻剂，大概也是这个缘故罢。

师之得意之作

师出入巨室，对贫病不甚留意。每见脉尚未按，方已成半，难免有误病家，实为私心所不许。然在巨室，每有起死回生之作，非同辈所能望其项背也。其最得意之作，一至病家，即敬以阿芙蓉（鸦片膏），当吞云吐雾，略有精神时，娓娓以病历告，待师意兴悠扬，红光普照时，延入诊病。诊毕，再敬以阿芙蓉，师一吸一思，至有所悟，亟起成方。似有神助，为最得意之作，每挽沉疴于顷刻。方后仍敬以阿芙蓉，至烟瘾过足，如有麻将搭子，不容邀请，自动加入，乐不思蜀。八圈后，再敬以阿芙蓉，师即义务复诊，即有他家屡屡催请，尚恋恋不欲去也。

南京路五芳斋酝酿的中医抗争

1929 年初春的某一天，上海滩上小有名气的年轻中医陈存仁和同学张赞臣（常州名医张伯熙之子）相聚在了上海五芳斋点心店，缘起于近期余云岫的"废止旧医"提案。

1929 年 2 月 25 日，国民政府在南京召开了央卫生会议，会上确定了余云岫、汪企张提出的"废止旧医，以扫除医事之障碍案"。当时陈存仁创办的《健康报》和张赞臣办的《医界春秋》在全国的中医界具有一定影响，而提案中"检查新闻杂志禁止非科学旧医之宣传"一条直接扼杀了中医报纸杂志的发行权利，两本杂志亦也未能幸免，面临被禁锢的境地。于是，这两个年轻人坐不住了，他们相约某天下午在南京路五芳斋点心店碰头，商议对策，然而就是这顿十几个铜板的点心，吃出了日后的全国医药团体代表大会，以及之后震惊全国的中医界大请愿，迫使国民政府不得不放弃执行"废止旧医，以扫除医事之障碍案"。

话说回来，两个年轻人在五芳斋点心店先情绪激愤地对"废止旧医案"控诉了一通之后，便冷静地思考起应对措施。两人商量后一致认为，应该首先将中医界团结起来，召集全国中医药代表到上海开会商议有关事项，并组织中医界人士赴南京国民政府请愿抗争。但是，这样的全国性的中医界集会活动，需要有社会影响和行业号召力的上海滩名中医师来进行召集，于是两人便想到了沪上德高望重的前辈谢利恒，如果"老法师"能领衔发起本次活动的话，一定会在社会上掀起波澜。事不宜迟，两人当即打电话邀请谢利恒到五芳斋来商量大计。美髯公谢利恒接到两个青年医生电话请他到五芳斋吃饭，随即翩然而至，三个人在五芳斋一边饮着绍兴花雕，吃着鳝糊面，一边商量起召集中医药界的全国代表大会事宜。

一开始，大家对于各地有哪些中医药团体无从得知，更苦于无法联络全国中医药界同仁了。还是年轻的陈存仁脑子灵活，想起自己的《康健报》和张赞臣办的《医界春秋》杂志，在各地都有订户，可以在各地的订户中各挑出一二人作为对象，向他们投寄抗议书，请他们转交当地的中医药团体，或许就能把全国的中医药界发动起来。这个办法得到了谢利恒赞同，于是两个青年人干劲十足，连夜着手从杂志订单中挑出分布全国三百处的订户，抄出住址备用。与此同时，他们又请出了当时被上海三个中医团体都认可的、丁氏医派传人丁仲英来和谢利恒一起出面召集活动。大家决定先在第二天于上海召开紧急筹备会议，由丁仲英召集了陆仲安、夏应堂、殷受田、郭柏良等二十来位上海滩有名望的中医在一家菜馆聚会。当时上海中药界有一个叫张梅庵的年轻人，不知如何打听到了这次会议消息，也主动跑来菜馆参加会议，并提出中药业界也要加入这次活动，这样一来，就把上海中医药两方面力量团结在一起了。参会人员把前一天五芳斋点心店里计议事宜确定了下来，张梅庵提出先在上海搞个医药界联合抗议大会，这个建议得到大家的一致赞同。

　　因本次活动与中医药从业人员切身利益休戚相关，也关乎中医药生死存亡，所以会后大家以前所未有的热情参与其事，全心尽力投入到会议的筹备中。召开全国代表大会的邀请书在五芳斋聚会后第三天就以"快邮代电"发往了全国各地。

　　1929 年 3 月初，上海中医中药界在仁济堂召开抗议大会，并筹备全国性代表大会。会议召开时参会人数出人意料地多，会堂气氛热烈，群情激愤，口号声震天动地，发誓要万众一心，对"废止旧医案"一反到底，并争取"集中全国中医界五百万群众之力量，共同为生存而奋斗，作强毅坚决之反对！"会议当场募集了经费 4 000 多元，上海中药业代表还拍胸脯表示再筹一笔款子来支持这项运动。本次会议为即将召开的全国医药团体代表大会解决了经费问题，同时还决定，各地代表到上海后的食宿由上海中医中药界全包。体现出上海中医药界的大手笔，保证了之后 3 月 17 日全国性抗争会议能顺利召开，使中医界针对"废止案"的抗争活动有了一个良好的开端。

　　仁济堂会议召开当天，上海滩千余中医诊所停诊声援，上百家药店也因老板、伙计开会而停止营业，这使得一些急需求诊配药的病家急得哇哇叫，大骂南京卫生部的老爷们"杀千刀"。可见，上海中医界抗争活动在当时的上海造成了很大的社会反响。

近代中医医患纠纷及法律诉讼

人类社会自从有了医疗实践活动以来，就出现了疾病的求诊和治愈要求，医患关系由此自然而然地形成了。民国时期社会医疗活动频繁，引发的医患纠纷日趋增多，各种因医疗纠纷而导致的司法诉讼也屡见不鲜。沈凤祥在《病家毁坏医生名誉之刑事责任》一文中指出："矧因中医为形而上之学，聚讼所在。道旁筑舍，尤易授人乘虚攻击之柄。业医者更多未谙法律，遂致任人播弄，饮恨难伸。"〔《光华医药杂志》，1924，1（5）：38.〕

近代中医医疗纠纷及诉讼同样也是层见叠出的，而伴随医疗讼案而产生的医疗鉴定引起了社会大众的关注。上海中医界更是意识到了医疗诉讼中法律鉴定的重要性，"然今日中医药，在我国所占之范围实较西医为大，则中医药讼案之兴，正未有已。而其鉴定之重要，又何如乎？"（司法行政部训令〔训字 6343 号〕司法公报，1936.155 号）民国初期司法机关开始将中医药讼案中的相关证据交由中医社会团体鉴定，由此确保案件审理的专业性，当时上海中医界诉讼案鉴定机构主要有职业团体、学术团体、医疗教育机构三种。

上海神州医药学会作为学术团体经常会接到法院来函请求医疗鉴定，学会组成临时鉴定委员会，对需要鉴定的处方出具意见。因"在业界有相当的公信力，在医疗纠纷诉讼案的鉴定中发挥了重要作用。"例如，1932 年 5 月上海第一特区地方法院函送医方十纸，副状一份请求作医疗鉴定。神州中医药学会随即召集执监委员开临时会议，并推举徐相任、祝味菊、萧退庵等七人组成临时鉴定委员会，对药方进行专门审定。

另一个中医职业团体上海国医公会在中医药讼案的鉴定中同样也发

挥了重要作用。

20世纪30年代初，上海第一特区地方法院接受姜姓妇女起诉上海妇科医家蔡柏春兄弟治疗过失伤害案，诉称自己怀妊3月，经被告误诊为病，服药数剂，致遭流产，并提供了治疗药单五张为证。第一特区法院受理案件后，立即发函请求上海国医公会对五张药方是否会导致孕妇流产进行权威鉴定。经国医公会监委员会召集各学术团体代表列席，进行医疗事故鉴定，认为五张处方均无足以使人流产之可能，并将此结果提交第一特区法院作为判决依据。

据国际劳工局中国分局编辑的《近四年来上海的劳资纠纷》，及当时的一些报纸杂志记载：民国时期发生的一些中医医患纠纷，其中有一些通过法律诉讼途径并经医疗鉴定后裁定解决。例如：

上海第一特区地方法院曾受理"喉科、儿科医生朱子云被控"医疗讼案，处方交由上海国医公会进行鉴定。

中医毛玉书等控案：上海中医毛玉书、毛柏年及朱南山之子朱鹤皋，被住居法租界华格臬路539号门牌之南京人殷廷模以过失致其子桃根于死罪诉诸第一特区法院，业经一度传讯，谕候鉴定医方后再讯。专业权威机构鉴定结果对毛等有利，友吴则韩推事开庭讯理之下，判决三被告均无罪。〔《医学评论》，1935（128）：84。〕

上海中医龚寿仁控案：温州妇人徐品贞，在地方法院刑庭自诉，上海南市尚文路医生龚寿仁子龚和尚（即龚和达）并未向卫生局登记，贸然为人诊治，误开药方，请求彻究等情。而龚寿仁则以徐品贞籍端欺诈，提起反诉，曾奉数度传审未结，此案现已于本月二十三日判决云。

上海中医生朱叔屏被控案：中医朱叔屏悬壶于上海长沙路毓麟里，近被妇人孙胡氏延律师具状向第一特院，控朱玩忽业务过失致死，此案法院已于三十一日宣判。

可见，民国时期医疗纠纷诉讼发生后，一些医患双方试图通过法律途径来维护自己的权益，而医疗鉴定体现了专业性和公平性，是社会进步的表现。但当时也有一些医患纠纷发生后，患者及家属不是通过有效的法律途径来合理解决纠纷，而是采取极端的方式来干扰医生的日常门诊工作，影响其他患者的就诊。这种情况发生之后，中医公会组织就会在维护中医师正当合法权益上发挥了作用。

1931 年夏季，外科名家顾筱岩在南市区紫霞路诊所收治了一个神志昏糊的男孩，便如实告知为疔疮走黄（外科疮疡并发全身感染）病情危急。并急投清热解毒药救治，但终究药力未及，病儿当夜死亡。病家由此闹上门来，陈尸诊室堂前，诬告顾筱岩药误致死。当时的南市区卫生局卫在毛家弄，消息很快传到卫生局长那，他未加调查就吊销了顾筱岩开业执照。为了应变，顾筱岩只能临时挂起门人沈楚翘的牌子应诊，但是闹事者每天依然聚集在诊所门前，严重干扰了诊所的日常诊疗。朋友都劝顾筱岩花些钱私下了结，消消晦气。当他却正色回应道："死人在，病在，方在，药对，我无错。我一生不做鬼祟事，救济贫病我从不吝啬，若要敲诈冤枉钱，我顾筱岩是铁公鸡一毛不拔！"后来经过租界的神州医药学会等组织联合出面，向社会各界说明事实真相，法院检察处不得不以"不起诉处分"了结此案，卫生局只得送还开业执照，顾筱岩的不畏强暴由此出了名。

当然，也有一些医疗纠纷是通过以暴制暴、以恶制恶的方式来平息的。陈存仁在《我的医务生涯》中记录了上海小儿科名医徐小圃的医疗纠纷。民国时期，由于抗生素匮乏，小儿患了痧麻痘疹兼并发"肺风痰喘"，即今时所谓"肺炎"，中西医都没有特效药，患病后容易死亡。有一次，沪西郊区虹桥乡绅之家的孩子，因此种情况而死，临死前曾就诊于徐小圃诊所。有一个同道藉此而口出狂言加以诽谤，而那个乡绅明知到租界来打官司未必能取胜，于是在万国公墓中下葬患儿之后，竖上了一块石碑，碑上刻着"呜呼！杀我儿者，庸医徐小圃也！"字样。这块石碑竖得狠毒，万国公墓虽然处于公共租界"越界筑路"地区，但是公共租界只能在道上派警巡查，路两边地区则不在管辖之内，那个乡绅又与上海县当局有些渊源，因此徐氏对此也毫无办法。而路过的行人见到这块石碑纷纷哗然，租界的报纸也隐隐约约地登载了这件事情，由此引发了多人到万国公墓观瞻，徐小圃气得发昏但是也奈何不了他。

在虹桥路上有一个游侠儿，叫作"花园全根"，本是哈同花园的花王，原名顾嘉棠，人称此道中的四大金刚之一。徐小圃曾经救活过他的一个孩子。当他知道了这件事后，就大为不平，纠集了几个武夫，把这块石碑掘了起来，并且关照万国公墓看守人说："这块石碑是我顾嘉棠掘掉的，要是主人有什么话，我只好用拳头对付，你告诉他就是了。"这是一个武夫自发的举动，此事后来传到徐小圃耳中，他对顾嘉棠极为感激，但是自省对乡绅之子并无过失，所以连电话也不打一个给顾嘉棠道谢，可见徐小圃深具书生本色。

以上若干民国时期的中医医疗纠纷案件可以反映，虽然当时的医患纠纷开始增加，使得中医师执业具有一定风险。但是，医患双方逐渐具有法律意识了，一些人已经开始寻求法律途径来解决纠纷了。特别是一些中医师在遇到此类问题时，能够充分依靠行业组织的权威性和社会影响力来化解纠纷，这也是一种社会进步的表现。

蔡柏春兄弟惹医疗纠纷官司

民国时期上海滩，医生的职业收入一般比较稳定，特别是一些知名的中医，每日繁忙的门诊量带来了比较可观的收入，生活也比较富足。但医生也是有风险的职业，一不小心稍有点闪失就会招致各种医患纠纷，甚至惹上官司。在上海滩上，一些名医也曾经历过医疗纠纷和诉讼，例如江湾妇科世家的蔡柏春兄弟就曾经有过医疗纠纷官司。

蔡柏春，字庆云（1913—1987 年），上海江湾蔡氏妇科七世传人。自幼授读于耆宿赵蕴辉先生，随父幼笙公临诊，深得祖传蔡氏妇科临床要旨，以诊治妇科疾病而鸣于世，对内伤杂病诊治也具独到心得。

20 世纪 30 年代初，蔡柏春原与其兄松春合设诊所于上海北京西路134 弄 7 号，由于医术精湛，声名日隆，但不免也会因医患纠纷招致官司。有一姜姓妇女向上海第一特区地方法院起诉蔡柏春治疗过失伤害，称：已怀妊 3 月，经被告误诊为病，服药数剂，致遭流产，并提供了治疗药单五张为证。

民国时期上海地区法院审理此类医疗纠纷官司，一般接到起诉状后，在开庭审理前会指定相关医疗权威机构进行纠纷事件鉴定，再根据鉴定结果进行审理判决。上海中医行业公会"上海市国医公会"是当时的医疗纠纷鉴定权威机构之一，法院在接到诉状之后，随即特函上海市国医公会，请求对妇科名医"蔡柏春医疗纠纷案"进行药方鉴定。第一特区地方法院请求函内容：

经启者，本院受理陈姜氏自诉蔡柏春等过失伤害一案，据陈姜氏供称："氏已怀妊3月，经被告误诊为病，服药数剂，致遭流产"等语，并提出药单五张为证。查该药单内所开药味，是否有致孕妇流产之可能，有鉴定之必要，相应检同原药单并附鉴定书结论各一纸函请贵会选员具结鉴定，于本月23日审期前将鉴定书结送院，以资参考为荷！

此致

上海国医公会

（计函送原药单五张，鉴定结论一纸，鉴定书一纸）

蔡松春、才柏春兄弟在病家起诉法院之后，也迅速做出反应，随即在上海滩影响最大的报纸《申报》上刊登声明解释治疗经过：

诘之被告等供称自诉人于二月十号到来看病，由我等诊脉之下，即断系怀孕，故连次所开药味，均属养血理气之品。虽脉案上未曾开怀胎字样，只因业女科者有种种不便之处，故未开明。医治数次，至十四号原告已经病愈。讵至廿二号，原告又来，谓因偶尔疏忽，手提重物，致又见红，此系其自不小心。我等当又为悉心诊治，设法安胎，故决不致服我等所开之药而致堕胎云云……（《申报》，1935-3-13：12.）

文中对病家控告蔡松春、柏春兄弟误将怀孕作月经不调进行诊治，结果导致病人小产说之予以反驳，并辩称病人小产乃是因其"荷重不小心"所引起，根本与自己无关。

上海市国医公会接到第一特区地方法院请求函后，召集多方讨论并对五张处方用药进行了鉴定，然后给法院出具了鉴定复函：

接准钧院函，内开（略）等由准此，当经召开第六次执监联席会议，并邀请各学术团体列席详加鉴定，制定鉴定书，相应将该鉴定书结各乙纸，暨原送药方五张，一并函复，即希查照为荷。此致：

江苏上海第一特区地方法院，（鉴定书）查阅蔡柏生所开四方，内列药物，为胎前应用方剂所常用。而蔡松春一方，尤合胎前之需要，总阅五方，均无足以使人流产之可能，兹经执监委员会，召集各学术团体代表列席，决议，制定鉴定。

蔡柏春医疗纠纷案的审理，可以看出民国时期的上海社会阶层已经具有一定的法律意识，一般民众阶层也主张通过法律途径或媒介舆论来解决纠纷，这是社会文明和进步的象征。当时的医学杂志《光华医杂志》刊登了蔡柏春医疗纠纷案医学鉴定结果。

大湾王"寿头"家遭贼劫

近代上海中医师的月收入一般在 300～3 000 大洋（元）不等。而在 20 世纪一担米的价格最多在 8 元左元。例如，1918 年上海地区的米价，上等白米在 8～8.2 元一担，一般中等的在 7～7.5 元一担，下等的约 6 元一担。而一担米基本可以维持一个五口之家一个月的生活了。因此中医的收入不仅为家庭提供了比较优越的生活，也使这一群体在当时具有较高的经济和社会地位。为此也常常会被盗贼所觊觎，特别是一些名中医的家和诊所，往往是盗贼喜欢光顾的地方。民国九年夏季浦东川沙大湾乡妇科名医王芹生家即遭强盗抢劫，案件由江苏省警务处备案。

川沙大湾双龙桥离县城约 12 里之远，王氏妇科世代于此业医，到了王芹生（1875—1926 年）这辈已第七世医了。王芹生临床以妇科为长，兼理内科，因临诊屡能起沉疴，所以远近求治者甚众，其诊所门前道路常常拥堵，因此招致了强盗的上门。

1920 年 8 月 11 日，一个盛夏的夜晚，王芹生夫妇和内弟奚福田正在自家院子里纳凉，刚过了午夜 12 点钟，忽然有三十多人破门而入，有的手里拿着火铳和火把，有的举着斧子，大呼小叫。王芹生夫妇和内弟福田吓得赶紧逃到屋子后面，几个人藏匿于后河边上，有幸逃过一劫。只见劫匪一个一个房间撬锁砍箱，还掘开地板搜寻抢掠金银钱财。匪徒砍坏衣箱十七只，将屋里的金银财物洗劫一空，就连王芹生岳母奚王氏身上佩戴的金耳环、金戒指也被掠去，内侄奚元宰被匪徒逼吓钱财过程中左眼胞被木器殴伤。经过两个多小时的抢劫后，劫匪方才罢手，随后便吹着口哨并鸣枪示威，满载赃物扬长而去，留下一地狼藉。

右邻顾海生听到王芹生家被打劫声，因闻枪声吓得不敢开门。等到枪声停止后，其父开门外出察看情况，他躲在树后远远望见劫匪携带着抢得的财物向南面匆匆逃逸。等到第二天，王芹生即去川沙警察所报案，这次遭劫王芹生家损失惨重，除银元、铜钱、金银珠宝、裘革锦罗外，打劫者连家里的日常衣物也扫劫一空，共抢劫各种物品 60 种。江苏全省警务处训令第三百五十一号（严缉王芹生家被劫赃贼）附有详细计抄赃单（图 3）。

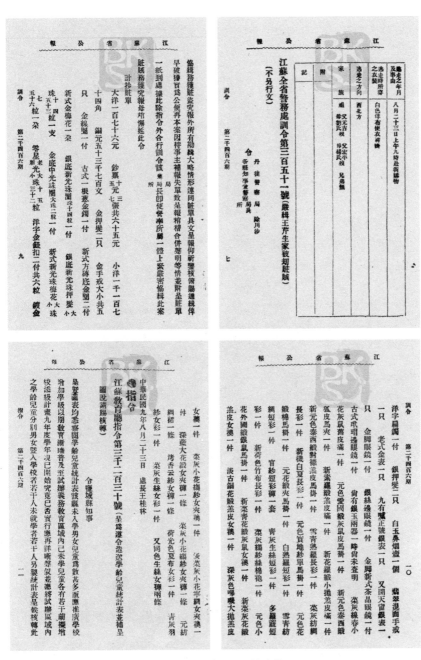

图3　王芹生家被盗计抄赃单

药 事 闻 趣

中药的魅力

一药之师

中医治疗疾病讲究辨证精当，药能中的。有时候一张处方，仅仅一味药物的增减，就能使久治不愈的沉疴霍然而起。

近现代名医程门雪先生早年悬壶上海滩时，曾经治疗一个慢性泄泻病人，他辨证采用了调理脾肾的方药，但是久治无效。后来，这个病人又来到了新安医家王仲奇处求诊，告知之前已在程门雪处治疗多时不效，并随手递上了程门雪处方。王仲奇详细询问了患者的病情之后，又仔细察看了以前的治疗处方，沉吟片刻后说道：药方是对路的，可再加一味药。说罢拿起笔在程门雪原方上加了十一个字："此方可服，再加蛇含石4钱。"患者遵此医嘱服药数剂，多年宿疾霍然而起了。喜出望外的患者前来把这消息告诉了程门雪，程亦惊异不已，原本屡服无效的方子，经王仲奇加了一味药竟然治愈了。于是他对王仲奇心生敬佩，托人婉转提出拜师之请求，但王仲奇婉言谢绝了，程门雪以此为憾。自此之后，程门雪称王仲奇"一药之师"。

王仲奇、陆仲安、丁仲英、沈仲芳在民国时期的上海被称作"四仲名医"，王仲奇是寓居沪上的新安医派的杰出医家，临床擅长时病和内科杂病辨治。治泄泻，多用蛇含石、白术、防风；治消渴，善用海蛤粉、乌梅肉；治淋浊，擅用贝齿、川萆薢；治不寐，常用龙骨、牡蛎、半夏、磁石；治痢疾，每用禹余粮、白术、白芍、莱菔秧；治哮喘，则用甜葶苈、半夏等。特别是临床对蛇含石的运用到了出神入化的地步。

一药成名

中医处方用药的魅力在于，有时候一药能成师，一药也能成名。据上海县民众教育馆编辑发行的《上海民友报》1932 年第 56 期记载：从前青浦地区有个名医，悬壶之初并没啥名气，开诊一段时间后，病人日渐增多，到后来学生就有十多人，在方圆之间名气越来越大，究其原因，乃一药成就其名。

青浦地区水系丰富，多产菱角。在那里有个习俗，凡菱湖中是不准新抹桐油的船只或菱桶进出的，否则会使菱花枯萎、菱角脱落。原来桐油和菱角是两种属性相克的物质。医生还发现，在菱角成熟季节，当地一些人因过食新鲜菱肉而导致脾胃积滞，于是他根据这个习俗悟出了，桐油或许可以治疗过食菱角病。于是他配了几味中药，研成药末，用桐油膏调成药丸，凡遇过食新鲜菱肉而伤脾胃导致积滞者，给服药丸，一般服数粒后都能药到病除。

按：油桐是从油桐子热压所得，是一种干性油。桐油含维生素 E 及角鲨烯。又含植物甾醇、戊聚糖及几种蛋白质。但是由于毒性较大，临床用于探吐风痰。一般外用治疥癣，臁疮，烫伤，冻疮皲裂。《华佗危病方》记载：可以解砒石毒，用桐油三升灌服，吐即毒解。

再有一次，乡医出诊途中经过某村，水桥上（农村小河边上搭建的向河中延伸的小木桥，便于人们在河中洗物）两个正在淘米的妇女在闲谈，她们在讲：顿食细粉（绿豆或山芋淀粉做的粉丝）用米泔水（淘米水）煎服即可解。医生听后牢牢记在了心里。后来某一天，一个乡绅士的夫人患病，延请了很多名医诊治，服药后都没有效果，且病情愈发严重。于是这个乡医跑了过去，对绅士讲：你太太的病让我来诊诊如何？乡绅心想这么多名医都没有办法治愈，你一个乡医如何治得了？于是拒绝了他。但经不住他再三请诊，勉强同意试试。乡医诊脉后，得知乡绅士的夫人平素最喜欢吃细粉，于是他开了一张处方，都是一些寻常的中药，然后嘱咐家人道：此方药用米泔水煎服。病人服药以后，病情开始有起色，再服几帖之后，竟豁然痊愈了。乡医由此亦名声大振，且名气越来越响，每天来诊所求治的人络绎不绝，日门诊量有时达百余号之多，大有应接不暇之势。

"单方一味气煞名医"趣谈

有一句话"单方一味气煞名医"，讲的是一些疑难怪病，有时候遍访名医也见得能治愈，结果被乡村、坊间一些大字不识几个的翁妪之辈用民间流传的单方验方治愈。使这些名医闻之倍感郁闷。

相传宋朝宋徽宗赵佶的宠妃患痰咳嗽不止，太医用药几天，病未减轻，反而加重。宋徽宗大怒，令太医必须在3天内治好宠妃的咳嗽，否则格杀勿论。太医院医生们惶惶不可终日，其中有一位在家里坐卧不安，忽然听到门外有叫卖声："家传单方，包治咳嗽，一文一帖，无效退钱。"太医虽然不信，但是想到皇帝的限期令，目前也没有其他的治法，反正到时候都是一个死，不妨试试，碰碰运气。他出门买了几包，赶到宫中给皇妃服下，想不到咳嗽竟然当日就好了。宋徽宗闻讯龙颜大悦，当即赏银百两。太医回去后就差人找到那个卖药的小贩，以百两银子相送，并询问所用是啥方？小贩大喜，告诉来人，其实包治咳嗽的方子就是一味海蛤壳，火上煅过研成粉末而成。

近代一些医家也认识到民间单验方的治疗价值，并用来解决临床上一些实际问题，往往有意想不到的奇效。

萝卜籽治愈慈禧太后病

有一年，慈禧太后忽然得了重病，头痛，心痛，肚皮痛，病到奄奄一息的地步，急得满朝文武百官团团转。北京城里名医车载斗量，可是对西太后的病症，都束手无策。眼见慈禧太后的毛病一天一天加重，有个新科状元是苏州人，奏了一本，说苏州有位祖传名医叫曹沧洲，绰号赛华佗，有妙手回春之术，如果能把他请来，或许太后的福体可以转安。

曹沧州接到圣旨，顿时面如土色，抱着一家老小嚎啕大哭。他认定西太后若不到不可救药的地步，断不会从京城到苏州来请他的。如果治不好西太后的病，医生就要殉葬，自己这条老命怕是有去无回了。但圣旨不能违拗，也只好硬着头皮动身了。他一到北京刚住下，就借口路上受了风寒，便卧床不起。其实他生病是假，想要摸摸慈禧太后生病的根子是真。头一件大事是查看她吃了些什么药，不查不知道，一查吓一跳，慈禧太后每天吃的山珍海味不说，单是人参一项，日日恨不得泡在参汤里洗浴。还有燕窝、银耳更是家常便饭。曹沧洲找到了病源，于是便放胆去替慈禧太后看病了。

曹沧洲诊病之后，只开了一味药：萝卜籽三钱。把在场的众御医看得是两眼发呆，惊讶得说不出话来，心想这个乡下郎中是进京来送死了。他们都知道萝卜籽刮油的，西太后一向喜欢用补药滋补身体，这药分明不合西太后的心意。只见曹沧洲亲手撮药，亲手煎药，亲手送药到西太后的卧室前，等候她喝下去以后，这才回到住所休息。

西太后服下药汤之后，当夜通了大便，第二天一大早起来第一件事，她要感谢神医，见面后恩赐曹沧洲九品顶戴，还要他骑马巡游京城，曹沧洲得了皇封，回乡时人未到家，地方官已经替他造好了三进房子。从此后，他在家为地方乡亲看病，逢人就劝人多吃萝卜。日子久了，苏州便有了"早吃生姜晚吃萝卜，郎中先生急得哭"的谚语了。

"人龙"治疗疮走黄

近代上海外科名家顾筱岩，以善治疮疡痈疽闻名，人称"疔疮大王"。据《海上医林》载：有一粪船工，久患下肢静脉曲张而导致小腿溃疡，疮口经年不愈，并继发湿疹。他来顾筱岩处就诊时，小腿患处糜烂浮起，脓水淋漓，皮色紫暗黑褐，周围尽是红色血疹与小水疱，瘙痒不已。顾筱岩接诊后，用桑皮纸五六层，密刺小孔，敷在疮口上，再用嘴将脓血水吮吸出来。等创面脓水处理干净后，再用中药青黛散撒皮纸上敷患处。经治疗后，患者溃疡逐渐愈合。

粪船工对顾筱岩心存感谢，但又不知如何报答。常见有人到粪船上索取蛔虫，说是可治疗毒。他马上想到顾医生兴许也用得着，于是特地弄了几条，洗净晒干后赠与给他，以表感激之情。顾先生被其诚意深深感动，遂收下后焙干研末收藏维起来。有患疗疮者给予服用，果然有聚毒起疮头的作用。

有一天，两人扶持一个年青人步履蹒跚地进了顾筱岩诊所，只见此人头面肿大如斗，两眉间有一黑靥，印堂疮头黑陷，神志时清时昧，面色苍白。顾先生一看此状便判断是头面疗毒走黄险症，随即优先给予诊治。先用药物外敷创面，再与焙干蛔虫4条，嘱其捣碎，分3次吞下。患者服用两天后，黑陷的疮头果起，随后脓熟而出，面部肿大逐渐消退而病愈。

蛔虫是寄生在人体或动物肠道内的常见的寄生虫之一，其寄居在人体内，可以没有任何症状，也可以引起腹痛、营养不良症、肠道胆道梗阻等疾病。中医常用槟榔、乌梅、木香、枳壳、使君子、苦楝皮、生大黄、花椒、生南瓜子等药驱蛔安蛔。

一般世人只知道蛔虫寄生危害人体，却少有知道它也能治病疗疾。其实在古时候，蛔虫就被用来治病，并能取得一定效果。蛔虫入药，首见于公元739年唐代医家陈藏器的《本草拾遗》，书中有用蛔虫治疗眼病的记载，之后的一些中医书籍中也有蛔虫入药的记载。古代将蛔虫称为"人龙"，主要用于眼病、肛瘘、走马牙疳和恶性脓疱、疗疮等病治疗，或者取汁（体液），或者全虫阴干、焙干、火烤为末应用。近现代蛔虫已经基本不入药使用了，究其原因，可能蛔虫作为寄生虫，寄生在人体或动物体内，一般从粪便中排出，人们不容易接受。而且近代医学已经有很大发展，蛔虫能治的病已有其他众多药物所取代。

顾筱岩用蛔虫治愈疗疮走黄（相当于脓毒败血症），说明了大凡世界万物，可为药者甚多，草木虫兽，金石土水，尽有其用，关键在于如何合理应用。

验方大胡麻治脑疽

顾筱岩有一次治一个脑疽病人，疮大似碗，平塌不聚，微红热。他治疗完毕后，便将病情的危重性告诫患者。三日之后，病人又来诊所，只见先前所敷的金黄散已更换成其他药了，但疮盘反而倒收缩了，疮顶隆起，色红且热。据患者说：他素信奉天主教，因病危重求诸神父，神父赐予一方：嘱咐他到药肆中购大胡麻予捣碎，调糊蒸热，敷在疮面上，并嘱注射盘尼西林。因患者家境贫穷用不起昂贵的盘尼西林针剂，只能一面采用神父的方法外敷，一面仍然用顾筱岩开的方药内服。顾筱岩觉得的好奇，于是再予以内服处方，并嘱咐仍依前法再敷。二日以后脓熟而透，脑疽竟痊愈了。从此以后，顾筱岩也开始采用神父大胡麻子外敷方治疗外科痈疽了，例如，用大胡麻方外敷配合内服法治愈了南京路广生花露水行林经理的对口疽危证。

"鼻涕虫"愈术后创面不收口

香港南洋兄弟烟草公司董事长简玉阶颈部生了一个瘰疬，质地很硬，看过许多医生，都主张手术割除，以免之后的性命之忧。后来他到德国开刀割除了瘰疬，手术后疮口一个月不见收敛。德国医生对他讲，只要身体强壮起来，疮口慢慢自己就会收的。无奈之下他回到了上海，找陈存仁治疗。陈看过后发现疮面凹陷，肉色灰白，疮口四边周已经结成白色皮肉，形如水缸的边口，外科行话称为"缸口"。于是对简玉阶讲：这种缸口一起，纵然你身体再好，创口也难收敛的。此时的简玉阶由于手术后创口久不愈合，担心恐慌的心理使得他的神经相当脆弱，在这么重的心理压力下他连厂务也无心打理了。

对于这比较棘手的疮面不收，陈存仁想起自己有一个叫刘左同的同学，擅长外科诊治，平时喜欢访询民间铃医，收集单方无数，心想或许他有办法，于是他陪同简老板一起去找同学试试。刘医生察看了简玉阶的创面情况后说：明天我带一种药来，这种药可以填补"缸口"，让创面愈合起来。简老板听到创面可以愈合，连忙点头称是。经过刘医生三个月治疗之后，缸口竟然完全消失了，创面也逐渐愈合了。简老板由此心情大好，自然对刘医生和陈存仁心存感激之情。事后，刘医生悄悄告诉陈存仁："其实这种药只值几分钱，就是用蜓蚰（上海人称鼻涕虫）加甘草捣烂制成。"这个方法，"我是从铃医那里学来的"。

由程门雪花露治温病想到

近代名医程门雪在治疗温热病时常喜欢使用花露，他认为，温热之邪最易伤阴劫液，所以治疗温热病，一要保存津液，所谓"存得一份津液，便有一分生机"；二要顾护胃气，以"先安未受邪之地"。各种花露之品兼有这两方面的特性，如白荷花露能清凉解热，止渴生津；蔷薇花露能清暑解热，芳香健胃；香稻叶露健脾醒胃，养中气，清余热。程门雪治疗温热病时常常以白荷花露、枇杷叶露代水煎药，特别是枇杷叶露，上可润心肺，中可安胃气，下可养肝肾。曾用枇杷叶露冲服药物治疗暑热昏厥，以蔷薇花露合香稻叶露治疗春温重症，均得良效。

花露，顾名思义，以新鲜植物的花叶蒸馏而成。用花露来治疗疾病的方法叫花露疗法。

元代开始，西域花露蒸馏技术传入中国，中国人掌握了花露制造技术。到了明朝，花露逐渐被运用到医学临床治疗中。明万历年间，意大利人熊三拔与徐光启合作编著的《泰西水法》一书中，在卷四章节中介绍了"以水疗病之法"，其中"第二药露"一节，详细介绍了欧洲利用蒸馏法制药露的方法，及药露疗病的好处：

凡诸药系草木果蔬谷菜诸部、具有水性者，皆用新鲜物料，依法蒸馏得水，名之为露。今所用蔷薇露则以蔷薇花作之，其他药所作，皆此类也。凡此诸露以之为药，胜诸药物，何者？诸药既干既久，或失本性。如用陈米作酒，酒多无力。

清代中期名医王士雄在所著的《随息居饮食谱》中，引用了上述内容，将花露制作和使用方法纳入中医临床治疗体系之中。书中还具体介绍了各种花的用途时，注明桂花、玫瑰花、茉莉花、甜菊花、野蔷薇、金银花、薄荷叶适于"蒸露""造露"。指出稻头上露养胃生津；菖蒲上露清心明目；韭叶上露凉血止噎；荷花上露清暑怡神；菊花上露养血息风，余可类推。

1893 年近代名医曹寅甫赴南京应试，途中患病，抵南京时病更危重。他的表伯陈葆厚精医学，诊脉后说："病本当速愈，但多次发汗，津液液已耗。"特购买荷叶露及梨对他说："口渴即饮，饥饿即吃。"他听从其言，半日服尽。傍晚，陈老又叫侍者给他服一小碗桂枝白虎汤。他服后顿感全身舒畅，安眠达旦，病情好转。

传统中医运用各种花露疗病，如用梅露治病能止渴生津，解暑涤烦；玫瑰花露能和血平肝，养胃宽胸散郁；玉兰花露能治慢性气管炎；茉莉花露能健脾理气，沁人肺腑；桂花露能醒脾开胃，治龈胀、牙痛、咽干、口燥、口臭。

"人参杀人无过，大黄救人无功"
——医家大黄论治趣谈

"人参杀人无过，大黄救人无功"，这句话反映了世人的一种用药心态。

大黄有"药中张飞"之称，苦寒泻下，药力峻烈，故别名"将军"。如果应用得当能救人性命。但是世人不一定认同它的功劳，所以有"大黄救人无功"一说。人参是贵重的滋补药，如果应用不当，同样会要人性命，但一般人只知其利不知其弊，即使服后致人不利，也不会认为是人参的过错，所以有"人参杀人无过"之说。这种对药物的偏见，常常会导致人们因服药不当而危害健康，甚至危及生命。

生大黄药性峻猛，临床治疗用量一般不会超过 10 克，但病有奇病，医有神医，药也有妙用，一些医生临床会巧用单味大黄这味虎狼之药来治疗某些奇病怪病，往往收到出其不意的疗效。

近代医家张锡纯在《医学衷中参西录·大黄解》一章中评述："大黄之力虽猛，然有病则病当之，恒有多用不妨者。是以治癫狂其脉实者，可用至二两，治疗毒之毒热甚盛者，亦可用至两许。盖用药以胜病为准，不如此则不能胜病，不得不放胆多用也。愚在籍时，曾至邻县海丰治病，其地有程子河为黄河入海故道，海中之船恒泊其处。其地有杨氏少妇，得奇疾，赤身卧帐中，其背肿热，若有一缕着身，即觉热不能忍，百药无效。后有乘船自南来赴北闱乡试者，精通医术，延为诊视。言系阳毒，俾用大黄十斤，煎汤十碗，放量饮之，数日饮尽，竟霍然痊愈。为其事至奇，故附记之。"为近代单味大剂生大黄治疗疾病验案记载。

民国时期上海名医徐小圃曾治一富翁腹闷痰喘之症，处方大黄半斤，数次分服。患者看了处方后且疑且惧，然而服药之后，病症爽然痊愈。于是请问于徐小圃："众医屡用不效，先生一味奇功，何秘也？"徐回答道："君素食膏粱厚味，壅塞热痰，大黄性清下，味香辛，独行则力猛功专，疏塞清秽，何秘之有？"

国医大师颜德馨悬壶之初，曾治疗一大出血病人，患者咯血，盈盆盈碗，呻吟烦躁，舌苔黄，血热之象明显。投以凉血清热的犀角地黄汤加味，服后咯血依旧。两易其方，均未见效，病者十分焦急。于是他请教老师盛心如，盛嘱于原方中加大黄三钱，患者服药后即血止神安。

民国时期单味大黄还被制成保健品投放市场，十分畅销。据说，当时上海纺织业"三友实业社"老板，为了制造一种不同凡响的补药，邀请了一批上海中医药界知名人士，求大家各献一方。医生所献之方，大多为参、芪、苓、术等滋补之品，惟有一方，与众不同，只用生大黄一味。老板十分惊奇，但听了献方者一番解释后，老板大喜并认可，随即采用。依方制成后取名"三友补丸"，投入市场后十分畅销（图4）。同时期江西有一名医，亦因出售单味大黄制成的"通补丸"而大获其利。传说当时民间还有一位走方郎中，以卖"大补糕"而出名，此方秘而不传，

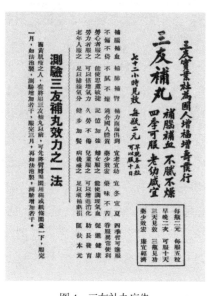

图4 三友补丸广告

一次酒后吐出了实言，其主要成分是焦三仙和小剂量的大黄。

西医学研究证明，大黄不仅能抗菌、抗病毒、抗肿瘤、降低血脂，还有增加免疫力、利胆、减肥等功效。如果能合理使用，有防治老年病、强身健体、抗衰延年的作用。

清代医家余听鸿在《诊余集》中曾言："故药能中病，大黄为圣剂，药不中病，人参亦鸩毒。服药者可不慎乎！"清代名医郑钦安诚谓得好："病之当服，附子、大黄、砒霜是至宝；病之不当服，（人）参（黄）芪、鹿茸、枸杞皆是砒霜。"说的是药能治愈疾病，即使价格低廉亦是良药，药不能愈病再贵也是毒药。

"虎吃人头"——人丹和仁丹的角逐

台湾地区地处亚热带，天气湿热，当地人习惯用月桃种子"砂仁"等制成清凉解暑药物。甲午战争后日本占领了台湾地区，有个叫森下博的日本军人从当地居民那学会了这种制药方法。他回到日本后，在台湾地区清凉解暑药基础上进行改良，用甘草、桂皮、茴香、生姜、丁香、益智、缩砂、木香、薄荷脑等中药制成了清凉解暑药仁丹。

仁丹不仅在日本畅销，而且很快打入中国市场，在中国销售。日本商人利用各种广告来进行商品宣传，甚至还借助了当时中华民国的副总统黎元洪之口。仁丹公司将产品赠送给黎元洪的军队使用，得到了黎元洪题词"效验如神"，然后将题词大幅刊登在各大报刊，以提高了仁丹的知名度。当时在中国各地，从报刊到街头巷尾，到处可以见到翘着小胡子的仁丹图案（图5）。即便是后来出现了"抵制日货"的风潮，仁丹仍然盘踞在中国城乡，随处可见。

然而，1909年之后翘胡子仁丹在中国销售垄断地位被动摇了，甚至后来逐渐被龙虎公司生产的人丹所取替代。

原来，上海中法大药房的老板黄楚九得到一张"诸葛行军散"的古方，他参考了其他古方，研制出了以薄荷脑、儿茶、麝香、冰片、丁香、砂仁为主要

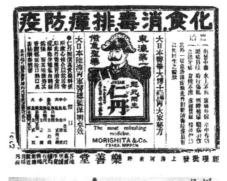

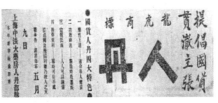

图5　仁丹和人丹1909年在《申报》广告

成分、具有清热解暑作用的中成药。他将这种小粒药丸取名为"人丹"，并专门设立了龙虎公司（后改中华制药公司）来制造和销售人丹。

为了宣传国产龙虎牌人丹，公司花费了很多心思，想出了许多高招。例如，在各种报刊上大做龙虎牌人丹广告；车站、码头和铁路沿线，凡是有日本仁丹广告的地方，都会竖上一块"龙虎牌人丹"的广告牌；更别出心裁地雇用了一些人编成宣传队，轮流奔赴各地，每到一处，就临时招来一批儿童，身穿白衣，头戴高帽，敲着洋铜鼓宣传人丹的效用，散发龙虎牌人丹的广告传单。还编了一首琅琅上口的《人丹歌》："人丹人丹，救苦救难，不吃人丹，白死活该；吃了人丹，勿购棺材，人丹人丹，大慈大悲……米珠薪桂，生活困难，吃了人丹，省得烧饭。"

黄楚九深谙药品销售之道，由于日本仁丹先进入中国市场，并站稳脚跟，所以龙虎牌人丹在产品销售上颇下功夫，针对性明确。他首先在销售宣传上迎合了国人的爱国心理，大力彰显人丹的国货形象。在《人丹之发源》广告文中如此写道："自海禁开后，舶来诸品源源不绝，国货销行大有一落千丈之势，本公司鉴于利权外溢，漏卮日甚，不揣螳臂之当，亟谋挽救之策，于是有人丹之发行。"龙虎人丹在报刊上的广告宣传更是经常出现"提倡国货，国民天责；诸君爱国，请服中国人丹""中国

国民请服中国人丹，家居旅行毋忘中国人丹"的广告词，在人丹的广告中，常常出现"国货"二字。有一则广告，设计十分巧妙，人丹广告上只有"人丹"两个大字，但细看则两字均是由许多小字的"国货"堆砌而成，一次来表明人丹为我国自行制造的。这一招在当时国货运动正如火朝天的形势下，有助于龙虎牌人丹很快在市场上站稳了脚跟，并对仁丹的中国的市场占有份额造成了威胁。两者在广告宣传和市场销售上形成了激烈的竞争关系。更有趣的是，日本仁丹的商标是一个穿制服、翘胡子的人物形象，而龙虎公司的商标图是一头猛虎，由于人丹的销售大有后来居上的趋势，当时人们形象地称这场中国人丹和日本仁丹的市场竞争为"虎吃人头"。

眼看着人丹对仁丹的市场威胁越来越大，日本仁丹公司便以先向北洋政府农商部注册，而"人丹"与"仁丹"文字近似，系冒牌"仁丹"，违反联合商标规定为由，遂正式向法庭起诉，要求勒令其停产。这并不是仁丹公司第一次起诉中国药业公司，1917 年一家生产"中国芒丹"的公司就曾被北洋政府判决侵权。但这次是久经沙场的商场老手黄楚九，不会这么容易就被扳倒的。黄楚九明白这场商标争议中的利害关系，他重金聘请了著名大律师进行应诉，据理力争地指出"人丹"是药品名，其商标为"龙虎"，不存在冒牌问题。当时正值五四运动爆发之际，"使用国货，抵制日货"的爱国运动在全国掀起，龙虎公司配合法庭诉讼，大肆进行人丹的爱国形象宣传，接二连三地在各大报刊上刊登《人丹之发源》《人丹之制造》等文章，彰显龙虎牌人丹的爱国形象，使得舆论形势对龙虎公司十分有利。经过多年的拖延，法庭最终判"龙虎"牌人丹胜诉，"人丹"与"仁丹"两药各不相干，可以同时在市场上销售。

经过这场官司后，龙虎牌人丹赢得了社会各界的广泛关注，并树立了与日货抗争的"国货"形象，名声逐渐扩大，销路节节攀升，年销量迅速上升到 1 000 箱左右，并且走出国门，大量出口到了南洋地区。龙虎公司通过这场官司更加意识到了商标的重要性，1923 年 5 月中国正式成立商标局之后，中华制药公司第一时间将"龙虎"及图申请商标注册，使人丹二字获得商品名称的专用权，随后又将与人丹谐音的如"银丹""真人丹"等数种名称呈请农商部商标备案。

人丹之所以能在与仁丹的市场竞争中后发制人，抢占到较高的市场份额，纵然是多方面因素综合作用的结果。其中打造国货形象，广告宣传中处处突出"爱国"情怀的策略显然是制胜的重要的因素。在这场"虎吃人头"的市场角逐中，龙虎牌人丹通过在老百姓中间树立"国货"形象，来与已经占领中国市场的日本"翘胡子仁丹"竞争，后来居上，为中国民族药业增添了光彩。

万金油大王胡文虎

20世纪30年代，"虎标万金油"是一种受人欢迎的、享誉国内及东南亚的物美价廉的中成药，它由缅甸华侨胡文虎根据祖传"玉树神散"基础上研制而成。胡文虎本人非常善于经营，用广告把万金油的销售网发展到了半个地球，并靠万金油销售发了大财，成了亿万富豪，被世人誉为"万金油大王"。

胡文虎祖籍福建省永定县中川乡，世代业医。父亲1861年左右移民去了缅甸，几年后在仰光开办了永安堂国药行，一面门诊，一面卖中药。幼时的胡文虎随父习医，成年后承父业。他头脑灵活，经营能力强，特别在接管了永安堂以后，意识到如果把现代化的制药技术运用到中成药的制作过程中去，这样生产出来的药物不仅保持了中药本身的传统特色和优势，而且有现代医学制药技术含量，中成药也能迎合世人思想意识，更容易为社会各阶层所接受，从而可以大大拓宽中成药的销路。因此他在祖传治疗蚊虫叮咬的"玉树神散"配方基础上进行改革，以薄荷、樟脑、山苍子等解毒杀虫中药为主要原料，采用现代化制药方式，研制出了价廉物美外用药"万金油"，这就是后来闻名国内及东南亚的"永安堂虎标牌万金油"。随后，胡文虎又相继研制出了八卦丹、头痛粉、清快水、止痛散等一系列成药。不仅如此，他还为永安堂中成药产品设计了一个商标，商标以老虎为图案，所有永安堂生产的包括万金油在内的中成药的包装上都印有"虎标良药"商标。

1935 年 10 月，国民政府在上海召开第六届全国运动会。胡文虎作为马来亚华侨代表队总领队受到了邀请。他除了赞助全运会 2 万～3 万元外，还花重金请美国福特汽车公司为他特制了一辆轿车，这辆轿车车头成老虎形状，车灯像两只老虎眼睛，车喇叭声设计成老虎的叫声。在全国运动会开幕式时，胡文虎特意把这辆车带到上海。那天，当轿车载着胡文虎缓缓驶入运动会开幕式会场时，车灯如老虎眼睛般地不停闪烁，车喇叭发出像老虎叫声般的声音，马上引来了数以万计的路人的新奇围观，都以为来了一辆啥怪物，虎标牌药品商标吸引了无数人的眼球。而在当天晚上的招待会上，胡文虎更表示愿意拿出巨款，在全国各地建立 1 000 所小学。胡文虎在上海滩具有如此轰动效应的"亮相"引发了各界的关注，第二天上海的大小报章纷纷对此进行了新闻报道，老虎车和胡文虎的"虎标良药"轰动了整个上海滩，一时间在街头巷尾成为人们热议的话题，永安堂的虎标牌万金油等由此成了妇孺皆知的中成药。

胡文虎是一个商人，他谙熟经商之道，但是也具有爱国之心。1932 年 1 月 28 日夜，日本悍然向上海闸北一带进攻，蔡廷锴将军率十九路军立即奋起抵抗，由此爆发了震惊中外的"一·二八"事变。事变发生时适逢胡文虎在上海，而他与蔡廷锴将军原本都是广东罗定县同乡，尽管当时自己药品生意也面临着沉重的债务压力，但胡文虎还是千方百计募集大批药品送往前线，其中很大一部分是永安堂生产的"虎标"牌药品。

十九路军全军官兵在蔡廷锴将军的亲自率领和督促下，在上海各界民众支持和声援下，士气大振，他们坚守阵地，一次次击退日军的猖狂进攻。

事后，蔡廷锴将军特意手书了一幅文字，盖章签字后交给胡文虎，来表达对胡文虎慷慨援助十九路军抗日的感谢之情。这段文字不但赞扬了永安堂系列产品的疗效与影响，还高度评价了胡文虎在"一·二八"抗战中所作的贡献，称其"援助最力"！

胡文虎将蔡廷锴手书文字，连同自己经营药品的商标一起，放在《申报》上整版刊登，产生了极大的名人广告效应。首先是导语："民族英雄，全国景仰，世界震惊，万世表率。"接着是老虎图案，再来一句介绍："具有虎威的蔡将军，对虎标药之赞美"，广告正中是蔡氏手迹：

永安堂主人胡文虎君，热心救国、仁术济人，其所制"虎标"万金油、八卦丹、头痛粉、清快水诸药品，治病灵验，早已风行海内，众口同称。此次本军在沪抗日，胡君援助最力，急难同仇，令人感奋。书此以留纪念。

有了抗日名将亲书的溢美之言，虎标牌万金油等永安堂药品更加风靡一时，享誉各地。

上海地区冒牌六神丸案

"六神丸"是雷允上最有特色的中成药之一，该药由牛黄、珍珠、蟾酥、明雄黄、麝香、冰片六味名贵中药配制而成，丸药虽然小如芥子，但乌黑发亮。功效清凉解毒，消炎止痛，治疗乳痈背发、痈疡疔疮、无名肿毒、流行性腮腺炎等疗效独特，服药后使人六神皆安，故名"六神丸"。该药最初由雷氏后人雷滋蕃在"雷桐君堂"独家加工经销，名"雷滋蕃牌六神丸"。1902年由雷诵芬堂申号各股东出资现大洋一万块从雷滋蕃手里一次性买断了"六神丸"生产经营权后，遂成为雷诵芬堂的特色专利药品（图6）。

六神丸因为有神奇的疗效在民国时期就享誉海内外，并成为经久不衰的优质品牌。当时的国人下南洋某生，赴西方留学都要带上若干雷允上的六神

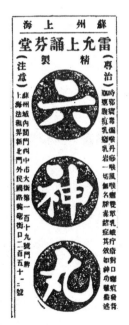

图6 六神丸商标

丸等成药，以备不时之需。该药还远销日本、东南亚一带，在国外被视为"神药"。

抗战时期，日本商人对六神丸配方觊觎已久，不惜以王牌"仁丹"配方作为交换，并多次威逼利诱，均遭雷氏后人的拒绝。日本兵进而强行关闭雷允上诵芬堂，以强迫其交出六神丸配方，但雷氏后人不畏强暴拒绝交出配方。日本人恼羞成怒，便将雷允上诵芬堂牌匾抢到了日本，但六神丸配方终得于保全。

六神丸的神奇功效和良好的市场引来不少商家的眼红，一些不法药商甚至歹念一起，进行仿冒六神丸假药。据光华医药杂志第四卷第一期载：无锡商人朱青喜，向在沪西白利南路周家桥一六九五号开设老同春堂药店，因营业不佳，遂异想天开，在店内私做丸药，伪造仿单，仿冒雷允上六神丸，由店伙计陆春桃四处兜售，并在徐家汇海格路孝友里口一一九七号设立假药分销处。盐城人曹桂林所开之同仁堂药店内，亦以六神丸假药混售市上，数量达万盒之钜，使得病家受害匪浅，而雷允上的名誉受到侵犯。

此事后来被雷允上知悉，于是投报法捕房请求拘办。经捕房探查求实后，会同上海市公安局警士，前往在同春堂药店后面柴间内，抄获私刻之仿单万余张，及原料数百斤。再到徐家汇同仁堂药店内，抄出冒牌六神丸一分装三千余盒。此时店主已经逃逸，随即将学徒一名带到警局暂押，听候缉获该店主到案法办。

因为假药事件屡屡发生，雷允上药店为了杜绝假冒产品，一方面通过各种方式刊登防止假冒声明，提醒消费者认清品牌。另一方面不断改进产品的包装和仿单，让假冒仿制的难度和成本增加。例如，六神丸包装瓶上进行了防伪设计改进：一般的瓶盖都是逆时针方向旋开，而六神丸包装瓶的防伪设计却相反，逆时针方向反而越旋越紧。

同时雷允上还不断加强六神丸的药品广告宣传，他们在当时的沪杭铁路、沪宁铁路等铁路沿线，许的许多房屋的墙体上，都印有了"雷允上六神丸"及其他药品的宣传广告。雷允上药店还在上海最热闹的南京路西藏路口的华懋饭店一侧楼顶上，特意制作了"雷允上六神丸"的醒目大型灯光广告，来吸引行人的眼球。扩大药品的影响力。

国药行业劳资纠纷及调解

民国时期上海中药业分为国药、药材、参茸三个行业，据民国期刊《商业实务》记载，近代上海地区先后有国药号四百三十八家，药材行一百四十余家，参茸行若干。随着行业的形成和发展，中药业劳资矛盾随之而来，并不断有上升的趋势。当时劳资纠纷的化解一般通过双方各自的组织，即药业职业工会和国药业同业公会出面调解来协商解决的，特别是1920年成立了中药行业职工工会后，公会在争取国药业职工的合法权益中发挥了重要作用，其中1920—1932年间，发起组织了7次较大规模的中药行业职工罢工，争取加薪和保障就业，并在1928年8月经过不懈抗争和国药业资方签订了改善和保障行业职工待遇的十三条协议。协议签订之后，随之大规模的劳资纷争有所减少，个别药店的"劳资纠纷"时有发生，一般在劳资双方公会代表或者社会知名人士协调下得以解决。例如：

冯存仁国药号职工红利要求遭拒绝罢工

1932年7月2日，冯存仁国药号全体职工向店方要求发给红利，以解决工资微薄、生活艰难问题，遭资方拒绝。当晚50名职工全体离店宣告罢工。他们提出了5项条件，包括"不得强迫外场工友加入同业公会；按《十三条》规定解决替工问题，照发去年红利；向工友登报道歉和罢工期间负担工友损失等内容"。经劳资双方多次谈判，并分别派代表去有关机关请愿，一直对峙不下。7月21日，由杜月笙和陈君毅、陈存仁出面调停，才达成协议三条：

1. 红利先发一个月，其余待查账后，再行清算。
2. 替工制度照《十三条》履行。
3. 罢工期间工友膳宿费由资方供给。

经协调后职工的主要诉求得到满足，全体职工复工。

本次纠纷在国民党政府相关机构和社会名流主持调解下，资方开始履行"十三条协议"相关内容。

徐重道国药号职工捍卫名誉权的抗争

1932年8月30日上午9时，徐重道国药号及10个分店的全体职工200余人宣布罢工。起因是该店第七支店失窃价值400余元的参燕，总店总经理岑志良令支店报捕房，拘留了认为有嫌疑的职工郑沛然。全店职工认为郑平日表现很好决不会盗窃，显系店经理诬告。于是联合总、分店职工要求总店向捕房保释，但总经理岑志良不予答复。在全体职工宣布联合罢工后，郑沛然因无证据而被释放回店。9月3日药业工会针对徐重道药店事件召开了紧急会，决定对该店职工进行声援。6日徐重道药店职工经会议决定，坚持问题不解决不复工原则，并且全体职工到店膳宿，以防店方另雇新工。在市社会局一再劝说先行复工之下，职工方面与资方谈判议定复工原则，要求"对支店经理屈明依法以诬告罪起诉、资方不能以罢工开除职工"。9月8号职工开始复工，但资方却背信弃义，在店堂张贴布告开除罢工主要领导人岑永康、孙正奎等6人。在职工坚持抗争下，及药业工会向市当局交涉，资方这一企图未能得逞。

徐重道国药号职工罢工要求改善职工待遇

据国际劳工局上海分局编撰《近四年来上海的罢工停业》记载：爱文义徐重道国药号暨十六分店全体职工约四百余人，因物价高昂，生活苦痛，向资方提出十一条改善待遇要求，工方因有不肖分子参加伪方，引狼入室，致启资方之恶感，劳资感情可谓破坏尽净。双方僵持至十月十五日始经谈判解决，其办法如下：

1. 第一等，工资分十二元至十四元者加四元；第二等，原有工资自十一元至十二元以内者加三元；第三等，原有工资自八元至十元以内者加二元（司务送药人以三等计算）。

2. 米贴连前每人每月一律十元。

3. 月规每人每月加一元，连前为两元。

4. 学生津贴分一、二级增加，计第一年连前十二元，第二年连前十八元，第三年连前二十四元。

5. 罢工期工资照给。十七日起该号业已全部复工云。

盛德堂国药号职工保证书事件

1936 年 10 月上海市民国路灵学会主办的盛德堂国药号，雇佣职工十八人，之前职工入店工作，凭熟人介绍函件即可，现在店方认为，万一发生事故，原来的函件不能作为正式法律上的凭证，所以重新印制了保证书分发给职工，请重新觅保。致举引起职工强烈反对，并于二十八日早上六点三十分全体职工离店，实行罢工。

罢工事件发生后，店方随即发出通告：敝堂全体职工，以反对保证书为理由，突于二十八日晨六时三十分携带戥锤，全体相率离店，时至午刻方返，事先既未有表示，事后更无人应市，实越出罢工常轨。敝堂实迫于此，不得已暂行停业，特此公告。至该堂内附设盛德善社，举办之常年施诊，亦均完全停止。

自全体职工离店罢工后，药业职业工会即派员与该堂察经理进行交涉，并作纠纷调解，终因双方理由各执，意见悬殊，致无结果。

店方于第二天下午七时召集股东会议通报和讨论相关事宜。

之后由药业职业工会和国药业同业公会代表劳资双方进行谈判，在上海市社会局、市党部派代表调解斡旋，1936 年 11 月 13 日就职工保证书纠纷事件达成协议：

1. 盛德堂应即行复业。

2. 保证书应改为保信，由该店职工个人觅保，其式样内容，规定如下。

保证人○○○今担保○○○字○○籍贯○○现在盛德堂充任○○职务，将来如有违背店规触犯法令而致盛德堂遭受损失或亏短盛德堂款项等事，愿由○○○完全担负立即赔偿之责任，特具保信是实。

3. 其他逢节双工资，照旧办理，工作时间依照劳资契约规定。

各方代表签署谈判协议，其中：

劳方代表：严友泉、王聘臣

资方代表：汪雪轩、袁品章

市党部代表：吴文邦

社会局代表：朱金涛

纪录：江实甫

1943年2月，徐重道国药号发生的职工罢工事件，一改以往过激的抗争手段，而是采取更为理性方法来谋求自身的权益。职工在提出的以企业盈利的十三分之三为职工红利的要求遭到资方拒绝后，采取了向各界分送《呼吁书》、请律师出面、开记者招待会，向有关当局写诉状，以及同资方面对面地集体谈判等方式。一开始资方对此不予置理，职工就坚持罢工。直到4月，资方才被迫作出了一些让步，定1942年度红利为1941年的4.8倍。但是，不久却对职工方面进行报复，先是在5月1日开除了领导罢工的正副主席郭介平和聂承恩，接着又在8月1日勾结新成捕房特高课趁职工代表集会时一举逮捕了24名代表。这些代表们在捕房内不少都遭到了拷打摧残，3日下午释放后，又都被资方解雇。为此职工又开展斗争，到12月初，资方才同意增发每人（中储券）4万元解雇费，这场历时8个月之久的斗争才告结束。

上海国药界反对象贝垄断销售的抗争

自从中草药作为商品开始在市场上销售，随之以经营类别或区域性质划分的药行帮、药棚帮、甘草帮、党参帮、江西帮、山西帮、陕西帮、祁州帮、商城帮、亳州帮、金陵帮等帮会陆续出现了。有些资金雄厚的，会囤积某些市场需求量大的药材，以控制垄断市场，追求更大的利益。特别近代以来，随着商品经济的发展，中药营销业更加发达。就上海而言，有药材行三百余家，其从药材采办商或贩运商处直接购进，或者从产地坐庄收购药材，再转手批发给国药店、药行（俗称拆头）、小型药店。一些中药产地也相继成立药材运销合作社，意在从源头上保障药农的收益。但是一些合作社却乘机限制生产、囤货待售来控制药材价格，从源头上对中药材进行垄断，从而激发了药材供需的矛盾。1934年上海医药界曾发起过一场抵制象贝居奇风潮，可谓是近代第一次反中药材垄断斗争。

1933年3月26日，宁波成立了"堇江有限责任贝母运销合作社"，并向浙江省相关部门备案，取得了专营权，所有原产地象贝均归该社包销，不得私自贩卖，违者罚办。合作社在成立后却勾结了宝和、宝盛、汇源、懋昌等四药行，垄断居奇，囤货勒价，在三四个月间，使得市场上中药象贝的价格由往年每担大洋四五十元至七八十元，飞涨到一百五十元以上。不仅如此，合作社还制定了限制象贝生产计划，来造成市场求过于供的势态。

为制止象贝价格飞涨，1933年8月上海市国药业同业公会在第一次会员代表大会上提出：坚决反对合作社对贝母的垄断销售。合作社闻讯后立即派代表前往上海，在宁波旅沪同乡会相关人员的居中调停下，双方签订了和解协议，约定贝母售价"每担不得过一百六十元"，同时协商约定，今后合作社"无论增减生产及议定货价，均须药业同业公会代表参加协议行之"。

但是协议签订以后，贝母合作社不恪守协议，他们一面强迫栽药农民入社，否则视为偷窃论罪。一面为了哄抬贝母价格，将本该在1934年4月收割的二百万斤象贝，埋藏田中，一律不准出土。更可恨的是合作社利吃两头，还侵犯广大药农的利益：门市从药农那收药物价格每百斤一百六十元，只付给六十元，其余一百元要等货脱售后，才给付。而广大药农迫于合作社的淫威，也只能忍气吞声。而在合作社的操纵下，1934年8月上海地区的象贝价格一路猛涨到了每百斤三百六十多元，超过涨价前的价格六倍之多。合作社的行为不仅侵犯了广大药农的利用，更扰乱了药材市场秩序。为此，上海王元道国药号的过鹤帆致函上海市国医公会，恳请"主持公道，迅予取缔垄断非法组织之象贝合作社"。

上海市国医公会随即会同中华国医学会、神州国医学会、上海市国药同业公会联合召开会议，共同商定应对办法。上海医药界名人郭柏良、张赞臣、盛心如、黄宝忠、陆士谔、夏重光、傅雍言、贺芸生、杨彦如、沈心九、岑炳璜、岑志良、施济群、丁仲英、任农轩、程迪仁、丁济万、薛文元、谢利恒、严苍山、蒋文芳等悉数参加，一致认为此种"不合理之人为的飞涨，殊足增加病家不应有之担负；设或各种重要国药之产地而效尤，更足破坏国医国药之繁荣"，表示要"以最大之决心、最有效之方法，使象贝价格合理化，庶病家、药农，两有裨益"。会议议决如下事项："函致该社质问以下各点：产地象贝农民，成本每担若干；该社历年产量及本年产量与行销情形；该社与国药同业公会等所订契约是否认为有效；上海象贝价格已涨至每担三百余元，该社有无抑平价格之办法。"同时着手研究替代象贝的药物来减轻病家负担，并推举陆士谔、施济群、程迪仁、贺芸生、蒋文芳五人担任研究工作。

会后上海市国药业同业公会邀请了新闻记者二十余人共进晚餐，同时将象贝合作社居奇事件通告给新闻界。岑志良代表国药同业公会表示："现在已经决定不采办象贝""希望在得到一个相当成绩之后，再恢复原状；否则，坚持到底，决不中途抛弃主张"。

之后，上海各大报纸刊登了标题为"上海国药业招待记者反对宁波象贝运销社居奇"的新闻（图7）。

宁波贝母合作社对上海国医药界的质询置之不理，于是上海市国药业同业公会在1934年9月5日召开了第二次会员代表大会，决定拒绝销售象贝。"凡本会会员，现有象贝，一律自九月十一起，向公会登记封存，至十五日登记完毕，十六日如有发现仍备用象贝之会员，则此次关于象贝事件之费用，应有该会员全部赔偿，并组织象贝运动检查委员会，实施检查"。

9月6日上海市国医公会、上海市国医学会、中华国医学会、神州国医学会联合发布在上海范围内禁用象贝的通告，并建议用前胡代替象贝。"值滋外药倾销、农村破产之际，奖励生产，犹恐不遑；限制生产，虽足使该社存货，坐享大利，但于国民经济，损失极巨；且象贝一药，在治疗上，幸未占有主要地位，尚可避免不用；设或其他特效主要国药之产地相率效尤，则产量锐减，价格倍增；药农之血汗，等掷虚地；病夫之

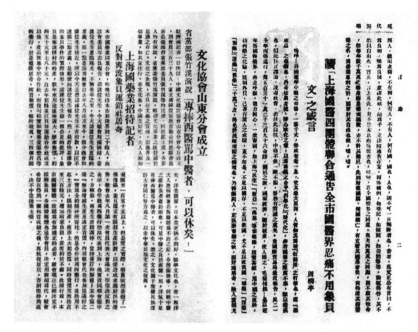

图 7　报刊上的象贝新闻

膏脂，吮剥无极；助外国货物之倾销，促中国医药之寿命，殊于民生经济、民族健康，两有损害"。"检《拾遗》所载象贝性味寒、有清肺化痰之功效；更检《纲目》所载前胡性味功效，与象贝相同；证以临床实验，前胡药效，高出象贝一倍；衡于以现在情形，前胡价格廉于象贝十倍"，"本会等奉其公益上、道德上之义务，为此特通告全市国医，嗣后处方需用象贝时，为减轻病家负担，杜绝他药效尤计，一律改用前胡，以资补救；如有他药足以替代象贝，更为适当合算者，各听尊便；一俟象贝价格回复原状，或药农得以自由贩卖时，再行通告开用"。

　　贝母合作社于 9 月 11 日发表"启事"针锋相对，称该社纯以维持吾董章村五千六百余户、三万余人之药农生活，为救济农村之必要办法。近因生产过剩，乃采用不起土制，以资调剂，务求供给适合。曾呈奉官厅报可有案，即上海国药业公会亦派蔡同德小主人蔡同浩等来甬列席与议，亦甚赞同。称上海国药公会少数会员别有用意，假用公会名义，捏造事实，假公济私，破坏合作，摧残农村。9 月 25 日浙江旅沪人士褚慧僧以私人名义致函上海市长吴铁城，通过自己和友人的治病经历，备述药店停售象贝，给病人的生命和健康带来的种种危害，认为国医团体与药业公会"沆瀣一气""擅改国药，视人命若儿戏"，请求政府立即出面干涉，勒令医药界取消拒售和禁用象贝的决定。9月29日宁波名医范文虎在报纸上发表声明：象贝和前胡气味不同，性质亦殊，反对用前胡代替象贝。

上海市国医公会在9月30日予以驳复。先解释禁用象贝的原因是由于人为垄断，使得患者"每服药方，非数元不办，贫病何以堪"，所以"自当作一有效之补救。闻国药业有停售象贝之提议，不得不商议一性味功用相同之替代药品，以便通告同道，俾免同道配药无着，贻误病机"。并说明以前胡替代象贝，并非硬性规定，医家尽可自由选择他药代替。最后质问褚慧僧"当此象贝合作社宣言不惜任何牺牲之际，突以不尽不实之词，函请市长干涉医士之用药"居心何在？指出"如为病家请命，则象贝一药，不见《纲目》，不见经方，为本市经方古医所摒用，以前胡替代，亦奚致人气急或咯血之学理。若为药农谋生计，则应晓谕该社放弃限制生产之办法，使象贝得以大量生产，平价广售"。与此同时，国医公会还致函上海市长，详陈抵制象贝的原因与理由，晓之以"医士系技术人员，我贤明之市长，当无以行政力量强制医士必用象贝之理"，并"恳请我市长咨请浙江建设厅指令该社放弃不起土办法，平价广售，以惠贫病，而利药农"。

拒售和禁用象贝的风潮波及到了上海周边地区，江苏吴县中医公会决定发函通告各会员，自10月1日起不用象贝，同时药业公会也登报声明，停卖象贝；浙江绍兴医药界也议决，在未恢复原价之前一律拒用象贝。

面对医药界的联合抵制，贝母合作社一面强词诡辩，一面谋求和解。在1934年9月12日委托宁波旅沪同乡会"转函国医公会疏解"，9月24日又委托浙江省建设厅派指导专员唐巽泽前往上海调解。在9月26日在上海市社会局召集的调解会议上，国药业公会代表提出和解的前提是象贝价格须减至贝母合作社成立之前，由于同唐巽泽提出的折中办法相距过大，所以"调解结果，归于无效"。27日上海市社会局召集第二次调解，"仍无结果而散"。10月3日，国药业公会发表"启事"，391家国药店铺的象贝均已封存完毕。

象贝被囤货垄断、哄抬价格及医药界拒绝销售、禁止应用的消息经媒体广泛报道后，在社会上也引起了强烈反响。就在医药界联手抵制之势难以调解之际，《光华医药杂志》驻京记者于 10 月 8 日对中央国医馆馆长焦易堂进行了采访，焦易堂希望贝母运销合作社顾全大局，以免全国医药界共同抵制而致事态扩大，"望顾全病民，幡然悔悟"，不要"以吮剥本国病夫脂膏为得计而腾笑外邦""相信上海各医药团体及该社，不乏明达，加以舆论界主持公道，双方必能顾及大义，该社仍当竭诚履行与国药同业会所订契约为有效，使药价低落，庶药潮免致扩大"。

在社会舆论压力下，经浙江省建设厅和上海市社会局的再三斡旋，上海医药界和宁波象贝合作社终于达成和解契约："药行方面，第二次所售价格，增加过巨，应行取消；自本约成立日后，应仍回复本年新订第一次契约价出售，以昭平允；以前甬地药行已售各埠成交之货，仍照原定买价履行；元宝贝每担一百一十九元、珠宝贝每担一百零九元，且两种之货样，应先行会同标明，以作嗣后交货之标准""关于实行产销合作及合作社之如何改良制造、种植及永久根本安定办法，限于一月内召集各方面代表，从详讨论解决，定期施行""本和解签订一纸，存宁波旅沪同乡会备案，由同乡会照抄四纸，分送各方，各执一纸存照。"并决定由上海国医、国药团体会同贝母合作社及宁波四药行，将调解结果登报公告；以前国医界代用药品及国药界不备象贝的决议，自登报之日起，一律取消。至此，纷纷扬扬、满城风雨的"象贝垄断居奇事件"，得以圆满解决。

法租界中药店罢市抗捐

1936 年夏季上海市法租界工董局决定向药店征收"中国药剂发售章程捐"，每户药店 10～25 元不等。法租界各中药店曾经以此项捐款无例可援，且市面凋疲无力负担为由，联名向法租界当局申请减免，上海市国药业公会也数次去函商请免除此捐税，法租界纳税会也从中调停，但都未得以妥善解决。

1937 年 1 月 18 日下午，法租界工部局断然派人将租界内的达仁堂、广生堂、泰山堂等数家中药店的水电切断，中医药界为之震惊。不到一小时时间，租界内的 80 余家中药店为声援上述几家被断电的药店相继关门罢市，表示抗议。并在中药店门口贴出通告："因反对法公董局苛征于法无据之中国药剂门市发售章程捐，横遭断水断电之压迫，一致罢市援助，并促当局觉悟，但为顾全病家计，药剂照配。上海市国药业同业工会"来表明中药店的罢市意图。法公董局曾派人去撕通告，但各中药店随即又将通告全部贴上，以此来表示抗争。

1 月 19 日上海市药业工会召集紧急会议，到会市党部代表、市商会、中央国医馆焦易堂及同业代表 300 余人。议决：① 水电未恢复永不复业；② 事件未解决前拒付一切捐款；③ 请法租界各业团体，一致声援；④ 必要时全市同业罢市声援；⑤ 发布市区及第一特区全体同业援助宣言；⑥ 请党政机关向法租界严重交涉；⑦ 请新闻界各公团秉公援助；⑧ 请市商会及纳税会于法租界交涉；⑨ 组织维持对防止坏人乘机捣乱；⑩ 断水电之家，租煤油灯、包饭包水，以便维持；⑪ 一切行动听从国药业工会命令。会后，上海市区及第一特区全体同业联合会发表宣言，表明"用截断水电为工具，遂其敲骨吸髓之欲望，抹煞理性，玷污文明，莫此为甚。我法租界全体同业在无理压迫下，本自卫保持人格之意识，毅然下最大决心，作最痛心之罢市，本区等全体同业同情之余，气愤填膺，除督促同业会严重抗议外，当作实际上准备，暂为后盾。"（《申报》"两区同业宣言援助"）

法公董局对此事的态度也十分强硬，一直待 21 日租界内的中药店全被断水断电，修心堂、老同仁堂、荣仁堂等药号门前更被设置铁丝网，前后门有巡捕把守，高德生堂店主之妻及店员被拘捕，各药店被告知三日之内不付捐款将断水并实行全部封锁。

上海市国药业公会也多次开会商讨，一致决定要坚持到底。此时上海市各行各业纷纷发表宣言以示声援，咸鱼业、木材业等 160 余同业公会联合将支持国药业抗争的声援书分别呈送市党部、社会局。声援要求：

1. 无条件恢复水电；2. 保留罢市损失赔偿要求权；3. 保证以后不发生同样事情。宣言中称："如必固执一端，驱至绝境，本公会等，当顺从该区会员要求，相率继起，为之后盾，不达目的，誓必奋斗到底。"（《申报》"两区同业宣言援助"）市政府、市社会局、市商会多次派人与法租界交涉，市商会还致电法驻华大使请其出面解决此事。

在强大的舆论压力下，法租界当局被迫让步。协商结果：先由法租界方面恢复水电，饭后由国药业公会通告复业。复电照章应交手续费7元，法方准免。因1936年度中国药剂发售章程捐已纳入当局预算，不可全免，按章程减半交付，1937年度由法公董局重新讨论（暂缓实行）。

23日上午法公董局撤除看守各药店的巡捕及障碍物，下午2时接通全部水电，国药业公会通告于24日正午12时一律复业。由此上海市法租界中药店罢市抗捐斗争在社会各界人士的支持下取得了胜利，上海最有影响的报纸《申报》在罢市期间每天在报纸的"本市新闻"一栏中较大篇幅跟踪报道事件的详细经过。

中日围绕中药材生产和贸易的竞争

历史上东亚和东南亚一些国家，都有使用中药材的传统，自古以来国产中药材在这些地区是比较受欢迎的，特别是日本、朝鲜、韩国等将中药称为汉药，朝鲜国内还设有比较大的汉药交易市场即大邱及全州药材市场。

日本明治维新以后，科学技术和生产力得到了飞速的发展，各方面处于亚洲领先地位。因此在中药材生产和销售上，也试图摆脱对中国的依赖。他们在政策扶持下，通过发展本国或扶植其他国家进行中药的栽培和种植，以满足国内外对中药材的需求，并遏制中国出产的中药在海外销售市场，部分日本种植的药材反而出口到了中国，低价争夺中国国内市场。近代以来，中日围绕中药材的生产和贸易展开了各种形式的竞争，日本更是联合一些中国周边国家来干扰中药材市场，他们从扩展中药材种植、控制中药材国际贸易，采用一些日本国产药材对中国国内市场低价倾销，广泛收集中国民间单验方来抗衡国产药材。近代上海中药界的一些有识之士已经认识到药材贸易形势的日趋严峻，他们通过一些报刊刊文来提醒国人对现状的重视，同时提出了一些应对措施和建议。

一九三三年第一期《光华医药杂志》"日本对华药材市场的侵夺战"一文中提道：

我国药材，每年产额颇巨，除供给全国医用外，尚有余多输运出口。仅以山西省所产之甘草一味，晋省和财部所征收的出口税，每年可收一百余万元，其他如麻黄、桔梗、大黄、杏仁等药，输出亦颇可观。即输入朝鲜和日本，每年亦均近六百万元。近几年来，日本朝野一致抵制我国药材输入，并积极种植汉药，谋夺我国对外药材市场。一面从事研究我国医用较广的几种药品，仿效试种，以运销便利而售价低廉，来华倾销。近年我国药材中已频有此等劣货输入。故不仅我国对外药材市场，受有力摧残和破坏，而国内销用，亦渐被剥夺，其阴谋酷毒，计划严密，我人真不可轻视。

日本为了谋求夺取我国在朝鲜的药材市场，在政策、和技术上扶植朝鲜农民栽培汉药药材。当时的中国驻朝鲜总领事卢春芳，将这一情况函知国民政府实业部国际贸易局，并附录了朝鲜当局的鼓励鲜农种植汉药的奖励文件：

朝鲜民间爱用之汉药极多，除人参外，每年在大邱天全州药市（自古时每逢十二月在大邱及全州开药市），买卖有二百余种之多，其价额达一百二十万元。其汉药之半额，殆有由中国输入之现象，故已由京城帝国大学校认为有栽培汉药之必要。自五六年之前，设立药草园。及调查研究之结果，以有适当之指导及奖励，则朝鲜产之汉药，能以增产，固无论矣。虽中国之汉药亦可在朝鲜栽培，故有警务局卫生课之川口技师为中心，嘱托京城帝国大学讲师右户谷勉氏及京城帝国大学教授杉原药学博士研究具体的指导及奖励之方法。业将实施计划方案决定，不久当可知照各道知事。自本年四月一日起，奖励栽培汉药于朝鲜全国，此次由医药方面研究汉药，确认为有治疗的效果及有效的成绩颇为明白，故渐次制造，新药在续出之中。

至日本每年使用价值六百万元之药材，殆全由中国输入者，自古时朝鲜称为汉药之发源地。又关于汉药之文献颇多，总督府考虑为防遏输入，又为农村经济奖励农村副业的栽培起见，将来日本自中国输入之莫大汉药，可由朝鲜产出之充足汉药以代之。有时尚可以销售与中国与其他各国云云。并闻国际贸易局拟召集各出口药商讨论应付办法云。

文章还以数据形式来揭示国产药材贸易形势的日趋严峻：

据海关报告：在民国十年时，每年进口仅九千万元，到民国十五年间，每年增至一万六千万元，现在已达二万万元以上了。这数目浩大，真使人毛发悚然！倘国药再不急起振兴，反日趋没落，中国医药将不消灭于阴阳五行的神秘，先消灭于国药破产而归沦亡。这话并非危言耸听，事实上竟有这样恐怖。最近据事业部国际贸易局发表，关于国药之输出及外药之输入数量如此：

1. 输出锐减：原因。由于各国之禁止输往，若不立谋救济，则前途不堪设想。盖年来国药输出量较往年相差，已达二倍以上。民国二十年国药输出数量较往年相差已达二倍以上，民国二十年国药输出种类和数量，计槟榔 77 614 元，樟脑 65 047 元，茯苓 429 355 元，人参 506 434元，甘草 1 128 773 元，陈皮柚皮 28 620 元，大黄 513 964 元，桂皮1 126 377 元，捕猎名药材 6 402 618 元，共为 10 278 802 元。

2. 输入增加：外药输入年见增加，即以中医方面所需之药材一项而论，已较前大增。而西药之输入数量，更百倍于中药。民国二十年中药之输入：八角茴香 121 879 元，干槟榔 436 953 元，砂仁豆蔻 291 559 元，洋参 2 229 579 元，胡椒 837 741，肉桂 42 212 元，丁香 83 265 元，不列名药材 5 827 316 元，共计 9 870 454 元。

挽救之策：① 政府急应增加药材进口税，减轻出口税。② 各省产药区域，组织规模完善的国药运销合作社，用最低的运费直接运销于各地用药店号，免去从中层层密密的药贩操纵与垄断，较少分利份子剥削，使药价平低，抵制歪货。③ 发展交通，便利运销。④ 改良炮制，提取精华，便于对外畅销。⑤ 垦荒种药，移植国内需用的外药和广植应用的中药，杜绝漏卮，发展农业。

《中国商业循环录》一九三三年第九期载文对中日药材贸易现状进行了分析，并对日本奖励朝鲜农民栽植汉药后对我国药材贸易的影响，以及国人当采用的应对措施发表了看法。

查国药输出朝鲜、台湾（地区）及日本大阪等处，每年需用药材，以麝香、大黄、甘松、象贝为大宗，计每年只在上海直接输出数额由贰拾万元，其次是温州、香港、福建厦门等处，运往日本者，合计数额，殊足惊人。我国药材在朝鲜市场已具有相当基础，惟每年输出总额，虽然是否达600万元尚无正确统计。

而日本出产的药材，种数极少，彼所有者除川齿外。我国出产各省区均有备无遗。现日本所产药材质地之佳，因我国各药商贪图价额低廉而购进，惟数量有限，计每年党参进口五六万元，枳壳、黄连、枳实、川齿、石决明等，每年进口合计不过二三万元。自"九一八"事发后，沪药商自动抵制，故日本当局遂转移贸易途径，即在附属地大连及被夺之东三省各地销售云。

此次日本奖励朝鲜农民栽植汉药，并由学术界各方面提倡鼓吹，预备搜罗我国各省药材之苗秧及种子播植，藉图排斥在朝鲜市场，实为显然事实，惟此项补救办法，除非由产地药商不以新鲜秧苗供给或出售日本，始克有济，否则三数年后，朝鲜能仿产我国药材，则国药对外贸易，必至大失其固有之基础。

又据各关系方面调查，日本每年输华之高丽参约七百万元，而该项项目系有上海三井洋行经理，与本市宝大、华昌等参行订有包销合同，本年销额计达二三百万元云。

不仅在中药的生产和销售上和中国形成竞争的势态，日本还广泛收集中国民间的单方验方，进行医学研究，以研发中成药。据《医学评论》一九三七年第一百四十九期刊文：日本外务省对华文化事业部派遣来华研究中医秘方之世界内分泌大家、京都医科大学教授越智真逸博士，得上海自然科学研究院之后援，在长江沿岸南京等处调查以来已一个月，关于中国民间一切家传秘药中，其与内分泌有关系者，已搜获贵重生药百余种，行将携归，竭力研究。预料越智博士归国后，对于中国几千年来之单方独味的奇药，在学术上必有重大的贡献。

名人与中医轶事

医生是一个与人打交道的职业，民国时期中医大多自己开业，久而久之有了相对固定的患者群，并且同一些患者及家属形成了稳定和良好的医患关系。更有一些因医而结缘，彼此有一些共同的爱好，逐渐由原来的医患关系变成了朋友关系，甚至成为彼此信赖的莫逆之交。此中不乏政界名人、社会各界名流。兹将近代文献资料中一些政客文人、梨园之家与上海名中医交往的趣事，罗列片段，以飨读者。

题词赠匾嘉颂名医

中国历来行名人题字之风，近代一些政界要人、社会名流因医生治愈疾病或者某些善举亦会题词赠匾以颂扬名医高尚的医德或高超的医术，名人具有一定的社会影响力，所以他们的题词赠匾有助于医生的医名传颂。

"恩荣五召" 是光绪皇帝御赐青浦名医陈莲舫的匾额。陈莲舫先后五次被宣召进宫，为慈禧太后和光绪皇帝诊治疾病，每次治疗效果都很好。为了表彰他高超的医术，光绪皇帝特地御赐"恩荣五召"匾额，悬挂在青浦朱家角陈莲舫府上的正厅上。

"救民疾苦" 民国临时大总统孙中山为绍兴医家裘吉生所题。1916 年 8 月孙中山偕胡汉民等来绍兴视察，胡汉民刚到绍兴就患病赤痢，腹痛难忍。绍兴方面延请了当地名医裘吉生先生为他治疗，居然一剂而愈。西医出身的孙中山，本来对中医将信将疑的，因被裘吉生精湛的医术所折服，当即题"救民疾苦"四个字相赠。裘吉生曾经寓居沪上，并在上海加入同盟会，边行医边从事革命活动，辛亥革命胜利后回到故里。

"**博施济众**" 是孙中山先生对上海名医丁甘仁的褒奖。1924年在一位病人的协调下，孙中山以个人名义题词褒奖丁甘仁对上海中医事业的贡献，丁甘仁将这幅题词挂在诊所里作为社会认可的象征，更表达了他保护传统中医的决心。

"**医国手**" 上海名医蔡香荪在庐山以一剂解表药治愈了蒋介石感冒病，蒋介石非常高兴，亲笔书写了"医国手"三字匾额相赠，对蔡香荪医术表示称赞。蔡香荪将"医国手"的匾额悬挂于诊室的正中醒目的位置，旁边还有于右任、谭延闿、陈立夫等国民党政要的字幅。

"**急公好义**" 上海十九路军对名医蔡香荪抗日义举的称颂。1932年为感谢蔡香荪在一二八淞沪会战中对十九路军的鼎力支持，以及救死扶伤、重建家园的善举，十九路军总指挥蒋光鼐和军长蔡廷锴特制"急公好义"锦匾一方，亲自赠予蔡香荪以资纪念。

"**紫书研奥**" 1936年国民党将领唐生智患头晕病，起则天旋地转，呕吐清水，体倦懒言，迭经中西名医诊治乏效，遂派人请刘树农到南京为其诊治。刘树农详查病史，四诊合参，投以《备急千金要方》紫圆丸治疗，服药两天，头晕锐减，继服调补脾肾之药善后。唐生智素有宿疾，每月休息痫必发，竟然也随药而愈。于是大喜，特题"紫书研奥"匾额相赠，并聘刘树农为私人医生。

"**南山搏猛虎，深潭驱长蛟**" 1922年武术医家王子平在上海力挫了外国大力士嚣张气焰，大涨中国武术的威风，使得国人扬眉吐气。为了赞扬王子平高尚的民族气节以及盖世武功和精湛医术，近代著名画家齐白石挥毫题下了"南山搏猛虎，深潭驱长蛟"的条幅赠予王子平。

"**曾饮上池**" 蔡香荪与京剧名家梅兰芳相交甚契。蔡家有一方镀银横匾"曾饮上池"（传说饮上池水能明目，透视脏腑），为梅兰芳所书相赠。梅夫人福芝芳不仅是蔡的常年病友，也是蔡夫人的雀战牌友，彼此友情不同一般。

名人政要的题词赠匾往往是为医生扬名立万的，一般情况下医家也喜欢收藏名人政客所赠送的亲笔题词或匾额。但是有时也会有例外的情况。

"美矣良医" 是汪精卫为京城四大名医之一的施今墨所题。1934年，汪精卫的岳母患病，西医屡治无效，不得已请了时任中央国医馆副馆长、京城四大名医之一的施今墨往诊。当时西医都认为中医药不可能治愈的，结果施今墨的处方却是"一剂知，二剂已"，两天以后疾病痊愈了。汪精卫也不由信服施今墨的医术，特意制送"美矣良医"匾额表示感谢。但是施今墨却没有收下汪精卫送来的匾额，他提了一个要求："既然您肯定中医能治病，请您收回'取消中医'的决定。"虽然汪精卫当时没有立刻表态，但之后他对"取消中医"的态度不像以前那样坚决了。到了1934年年底，眼看着《中医条例》迟迟难以公布，施今墨就将他为汪精卫岳母看病的事情告诉了当时兼任中央国医馆馆长的国民政府立法院委员兼法制委员会委员长焦易堂，焦易堂立刻发动海内外中医报刊纷纷刊登了标题为"汪精卫亦信仰中医"新闻，此条新闻一经刊登，舆论哗然，主张废除中医的一派词穷理屈，坚挺中医的一派乘胜追击，迫使汪精卫爪牙把持的国民政府卫生部不得不正式公布《中医条例》，使汪精卫为首的主张"废止中医案"彻底破产。

蔡小香与"天涯五友"

上海妇科名医蔡小香（1863—1913年），名钟骏，号轶侯，又号逸鸥。生于江苏宝山（今上海市）的中医妇科世家，为大场蔡氏妇科第五世传人。1904年出资创办"蔡氏学堂"，1905年与李平书、顾滨秋等邀集医家名流三十余人，组织医学会，1907年接任中国医学会会长。

蔡小香悬壶济世之暇爱好文学，并擅长诗赋书画，他与当时上海滩的许多文人雅士都有交往，特别是"天涯五友"的情谊，在当时的上海滩传为美谈。

1898年，津门才子李叔同扶母携妻离津抵沪后，加入了华亭诗人许幻园创办的城南文社，成为南社会员。李叔同诗文俱佳，许幻园欣赏他的才能，特辟城南草堂一部分，让他奉母而居。江湾蔡小香因爱好文学也参

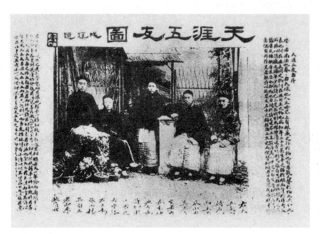

图 8　左起依次为李叔同、张小楼、蔡小香、袁希濂、许幻园

加了城南文社的活动，并在文社中结识了许幻园、袁希濂、李叔同、张小楼，五人经常相约在城南草堂聚会，以文会友，相互酬唱，逐渐成为莫逆之交。蔡小香是医文并擅的江湾儒医；李叔同是近代著名教育家、画家，后出家于杭州虎跑寺；张小楼是李公朴的岳丈，国民党中央委员；袁希濂是同盟会元老袁希洛胞兄，著名书法家、法学家；许幻园是著名诗人，为当时沪上诗文界的领袖人物之一，均为当时上海滩名流雅士。

1900 年初春，五位才华出众、意气相投的年轻人在上海城南草堂义结金兰，誓约彼此同甘共苦，相亲相爱。并在上海宝记像室合影留念（图 8）。

李叔同特意在照片上首用隶体题写了"天涯五友图"五字。许幻园夫人宋贞为《天涯五友图》题诗五首，生动描写了五人不同的风格，极具情致。其中描写李叔同一首：

> 李也文名大似斗，等身著作脍人口。
>
> 酒酣诗思涌如泉，直把杜陵呼小友！

把李叔同的文采和豪情描写得生动鲜活、淋漓尽致。

同年三月，天涯五友又以"提倡风雅振兴文艺"为宗旨，在上海福州路杨柳楼台旧址联合发起成立"海上书画公会"，张小楼任会长。上海及江浙书画名家高邕之、胡郯卿、任预、汤伯迟、朱梦庐等纷纷入会。公会定期组织会员品茗读画，相互交流。并由李叔同主持编辑

《书画公会报》，每周三、周日出版。前后出版 40 余期，揭开了中国近代书画社团的新篇章（图 9）。

李叔同有一首《清平乐·赠许幻园》，记述当年的意气。

城南小住，情适闲居赋。
文采风流合倾慕，闭户著书自足。
阳春常驻山家，金樽酒进胡麻。
篱畔菊花未老，岭头又放梅花。

名医蔡小香长李叔同十七岁，因志趣相投，遂成为忘年之交。两人常常吟诗答对，嬉笑怒骂皆成文章。在《弘一大师诗词全解》中收载了李叔同戏赠蔡小香的四绝，别有一番情趣。

一绝：诊脉
眉间愁语烛边情，素手掺掺一握盈。
艳福者般真羡煞，佳人个个唤先生。

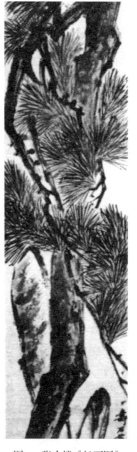

图 9　张小楼《松石图》

诗中将女子洁白柔腻之手称素手；掺掺：意引《诗经·魏风·葛屦》"掺掺女手，可以缝裳"，指手指纤细貌。

二绝：望诊
云鬟蓬松粉薄施，看来西子捧心时。
自从一病恹恹后，瘦了春山几道眉。

引用两则历史典故来描写蔡小香望诊，女子病后自有愁苦之态的情态。"云鬟蓬松粉薄施"，形容女病人淡妆之美，接下来引用了《庄子·天运》篇："西施捧心"典故，来描述蔡小香初就诊女病人因病而楚楚可怜之态，犹如病心而颦眉的西子，让人怜惜。春山：典出《西京杂记》"卓文君姣好，眉色如望远山，脸际常若芙蓉"。后以"远山""春山"指代美人之眉黛。诗文描写了女子病后的愁苦之态。李叔同在与蔡小香戏诗时，巧妙地将西施典与文君典引用于同一首诗中，非常妥帖且有文采！

三绝：舌诊

> 轻减腰围比柳姿，刘桢平视故迟迟。
> 佯羞半吐丁香舌，一段浓芳是口脂。

"刘桢平视"指"建安七子"之一的刘桢，建安中被曹操召为丞相掾属，与曹丕兄弟颇相友爱，后来因在曹丕席上平视曹丕的妻子甄氏，被曹丕加刘以不敬之罪。丁香舌，指蔡小香在察看病人的舌苔。《说郛》云："汉武帝所幸宫人丽娟年十四，玉肤柔软，吹气如兰。"一段浓芳是口脂，即形容"吹气如兰"之类的香艳幻想。

四绝：盛赞名医悯天忧人情怀

> 愿将天上长生药，医尽人间短命花。
> 自是中郎精妙术，大名传遍沪江涯。

传说玉兔所捣之药即长生不死之药，诗中是指蔡小香所开的药方。短命花：自古以来有红颜薄命之说，故此指女病人。中郎：原指东汉名士蔡邕，曾拜官中郎将。诗中指代蔡小香。沪江。古水名，即吴淞江下游靠近黄浦江的一段河流。

前三绝戏诗蔡小香妇科临诊，字里行间香艳无边，羡煞众人，乃李叔同先生的打趣描摹之诗，最后一首则是对身为悬壶济世的名医和挚友蔡小香由衷的赞美，是前三首极尽香艳之后言归正传。足见二人之间亲密的情谊。

在二十七年后的 1927 年秋，"天涯五友"中的四人李叔同、许幻园、袁希濂、张小楼再次在上海相聚，此时蔡小香已经去世，李叔同早就皈依佛门，于 1918 年出家，在杭州剃度为僧，法号弘一。四友又重摄一影，由李叔同题跋，以作纪念。两年后，许幻园也离开了人世。

先有了"天涯五友"的友情，才有了之后的弘一法师作词的《送别》，并传唱了近百年，至今仍然受到大家的喜爱。

名人访医闻趣

盛宣怀邀请陈莲舫坐诊

名医陈莲舫寓居上海市，曾值瘟疫流行，死者十有七八。洋务派首领盛宣怀亦感染疫病，经过陈莲舫诊治后获得痊愈。盛宣怀由此十分感激，于是邀请陈莲舫在他斜桥廊中开设诊所，因为陈莲舫曾进京为慈禧光绪帝看过病，所以以御医宣称。

徐杏圃治孙科麻疹趣闻

辛亥革命后的某一年，孙中山住上海法租界金神父路，儿子孙科尚在童龄，患麻疹症情危笃。孙中山召请当时上海江湾儿科名医徐杏圃来诊治。徐杏圃诊断后开出方子，用芫荽（香菜）和地栗煲汤饮服。孙中山不知"地栗"为何物，所以坚持用"马蹄"，徐杏圃以为孙中山所说的"马蹄"就是马的蹄甲，力主必用地栗。孙中山本身是西医，因为西药治疗麻疹无特效药，认为用中药治疗比较适合，也就信了徐杏圃用地栗入药。结果等药买回来一看，发现上海话讲的"地栗"其实就是自己讲的"马蹄"，方言闹出一场误会。

"马蹄"学名"荸荠"，和芫荽一样是日常生活中药食兼可的食物，配合煎汤饮治疗小儿麻疹具有发散清肺作用，且药性缓和，不伤正气。

唐少川练八段锦健身

民国首任内阁总理唐绍仪（少川）晚年曾在上海居住，因年事已高，渐感体力衰退，常常腰酸背痛，颇有迟暮感。有朋友介绍他运动健身，于是他经常带着家人前往江湾叶家花园游园憩息，希望通过呼吸新鲜空气来强身，但还是效果不明显。叶家花园主人叶子衡（叶澄衷之子）介绍他认识了上海武术伤科医家王子平，唐绍仪想请王子平教他练习拳术来祛病强身。王子平却认为唐年高体虚，病根在内肾，不太适合修炼拳术。于是推荐他每天练习八段锦来调畅血脉，并说半年后必有奇效。唐绍仪照王子平所言每天坚持练习八段锦，三个月后果然感觉身轻腰健。他非常开心，再向王子平请学潭腿，还准备让小儿也一起练习，并由王子平每天早上督课，寒暑无间，身体状况大为改观。后来由孙科（哲生）推荐出任国民政府高级顾问。

杨永璇治愈周信芳失音

京剧大师、麒派泰斗周信芳唱做俱佳，名扬海内外，人们只知麒派戏发音嘶哑是特色，殊不知周信芳过度疲劳或感受风寒时，嗓音往往失润，甚则发不出声，这对一个演员来讲，是一件极为苦闷的事。

上海周浦杨氏针灸疯科流派创始人杨永璇，当时悬壶于上海八仙桥，临床治疗声音嘶哑有绝招。周信芳与永璇公素有交往，也知道他有治声音嘶哑的绝招，所以凡遇嗓音失常，即来求治。杨永璇一般会在他的咽喉两侧及手上施针治疗，并且留针15分钟，期间行提插捻转手法2～3次，一般都能立杆见效，再用宣肺清咽中药一剂煎服，声音就能恢复如常，随即可以登台演出了。这样屡治屡验，周信芳自然对他的医术十分敬佩，即便偶患其他恙疾，亦来求治，一来二去两人交往甚密，成为莫逆之交。

石筱山救治盖叫天骨折

1934年5月的一天，京剧武生盖叫天在上海大舞台出演《狮子楼》，演出武松追杀西门庆一场戏时，从舞台布景、一座两丈多高的酒楼纵身跃下时，不料用力过猛落地时胫骨折断，脚踝部立刻肿胀无法行走。演出被迫暂时中断。幕间休息时，剧场请来上海滩著名骨伤科医生石筱山为他紧急治疗。石筱山经过手法检查，断为小腿胫骨骨折。按理这种情况应该马上停止活动去医院拍片后给出治疗方案，但是盖叫天这时提出能否临时处理一下，等他把后面的戏演完后再去医院治疗。石筱山为盖叫天这种戏比天大的敬业精神所感动。俗话说"救场如救火"他当即用手法紧急处理，予以口服止痛药，将骨折移位处复位，再施以推拿手法局部消肿，最后用小夹板固定骨折之处。处理完毕后，盖叫天顿觉腿部轻松了不少，脚也暂时能够落地行走了。他重新又回到舞台上继续演出了，台下观众看到此情景，为盖叫天高尚的艺德所感动，更为石筱山高超的医术所折服，纷纷报以热烈的掌声。

长针治愈张乐平"童子痨"

漫画家张乐平小时候长得非常羸弱瘦小，许多人认为他画笔下的三毛其实是他自己童年的原型，这么认为也不无道理。张乐平小时候得了童子痨（就是结核病导致的身体虚弱），整个人看起来又矮又瘦又弱。后来他到上海"学生意"，老板见他身体羸弱，考虑到学徒还是要有一个好身体的，于是就给他介绍了一个擅长针刺治疗的医生，但前提是必须要有勇气，因为这个医生治病不是用普通银针，而是用长如毛线针般的长针治疗。于是他抱着试试看的想法来到约定地点，只见那个医生眉目清淡，银须长飘，背挎一青囊。张乐平当时心中一紧，心想莫不是江湖郎中吧？但碍于是店里老板介绍的，也只好怯怯地伸出手来任其诊治。医生闭目把脉，随后拿出了一根毛线针粗细的针，张乐平虽然心里有些准备，但是看见这根针后还是目瞪口呆，心中越发胆怯。医生似乎看出了他眼中的恐惧，安慰道：小阿弟，忍一下，不是很痛的，说话间这根针已经隔着衣服从腹部穿过直通后背，等惊愕之后的张乐平回过神来，只感觉有一点点隐痛，还是能承受的，再仔细检查前后针刺的地方，也没出什么血。经过这一针治疗以后，张乐平不仅饭量大增，身体也开始发育，逐渐长成了一米七八的个子。

名人眼中的医人医事

于右任的唯一通财之友

老同盟会员、国民党元老于右任一生不爱钱，不贪钱，与人相交实乃"君子之交淡如水"。他喜爱中医、有病喜欢吃中药，还和很多名医有交往。有一次他问陈存仁："上海有一个小儿科医生徐小圃你认识否？"陈存仁说："很熟，很熟，他是江湾名医徐杏圃的儿子，在上海很红。"于右任告诉他说：有一年我到陕西去，为人家写了一个墓志铭，人家送我一个手卷，是文天祥的亲笔"慈幼堂"三字，原是文氏送给一个儿科医生的匾额，裱成一个长卷，元明清有名文人题跋有数十位之多。当时糊里糊涂地受了下来，带到上海之后，打开一看，觉得还是转送给老友、儿科医生徐小圃的好。徐小圃自己也写得一手好字，收藏古今文物很多，见了这幅字卷喜出望外，要送一千两银子作为代价，于右任坚决不受，徐小圃无可奈何。但"打从民国十年起，经济上有任何困难，只要写一张便条，二十三十，五十一百，总归是拿了就走"，所以于右任讲"徐小圃是我唯一通财之友"。

章太炎题"第三扁鹊"

上海有个富商患病，群医束手无策，认为不治。有一位不太知名的中医，却认为可以救治，随即处方数剂，竟告痊愈。富商非常感激，奉千元求章太炎题一匾，想借以扬其名。章太炎即书四个大字，"第三扁鹊"。富商大获不解，请教于他人，都认为"第三扁鹊"显含贬义，可能是"第二扁鹊"之笔误。富商于是婉求章太炎改写，章太炎大发脾气，说："所书无误，医之誉，无过于此者，彼果为名医，必知其义。"且补署落款"章炳麟"，以坚其信。富商不得已，才将书法制匾奉送，未料医者收到后，喜出望外，高悬于厅堂。

原来西汉司马迁编著的纪传体通史《史记》中记载的扁鹊，姓秦，名越人。唐代张守节所撰《史记正义》引《黄帝八十一难序》云："秦越人与轩辕时扁鹊相类，仍号之为扁鹊。"应该已经是"第二扁鹊"了，所以章太炎誉"第三扁鹊"并没有错，章太炎满腹经纶，岂能不知这等学问呢。

鲁迅反对庸医

鲁迅的儿子周海婴曾对记者说，父亲信任中医，反对的只是庸医。并驳斥了反中医者拿鲁迅当挡箭牌，认为他父亲及家人一直相信中医的。

鲁迅早年因父亲的疾病死于庸医之手，因此对中医产生了偏见，认为"中医不过是有意无意的骗子"。随着时间的推移，他修正了自己的看法，也开始看看中医书，后来也买了不少中医书籍，例如，购置了一套《六醴斋医书》。他还对李时珍的《本草纲目》做了如此评价："含有丰富的宝藏""古人所传授下来的经验，有些实在是极为宝贵的，因为它曾经费去许多牺牲，而留给后人很大的益处。偶然翻翻《本草纲目》，不经想起了这一点。这一部书是很普通的书，而里面却含有丰富的宝藏。"书中"大部分的药品的功用，却由历久的经验，这才能够知道到这程度"。

鲁迅在日记中也曾记载了一些与中医相关的事。例如：曾为儿子海婴去仁济堂买中药，常常使用一些中药小验方来治疗疾病，用细辛治疗牙痛、饮姜汁治疗胃痛，喜欢用大蒜切片隔蒜艾灸治疗腹泻等。夫人许广平患妇科疾病，他买来乌鸡白凤丸予以服用，并很快见效。后来女作家萧红由于生活不安定，体弱劳累，患了妇科疾病，鲁迅把这种中药丸药介绍给她服用，结果也治愈了。他还留意收集民间单验方，在浙江师范学校任教时，还与近代学者张宗祥一起慎重筛选所收集的验方，将其中 50 条有效者编写成册，提名为《验方实录》。

长袖善舞的陈存仁

陈存仁（1908—1990 年），是 20 世纪 30～40 年代上海名医，他生于上海老城厢一破落的绸缎商之家。年幼时父亲过世，中学毕业后进入南洋医科大学攻读西医。因感染伤寒病，由上海鼎鼎有名的中医丁甘仁用三帖中药妙手回春，由此对中医刮目相看。之后改弦更张，进入上海中医专门学校，师从丁甘仁门下。丁甘仁传道授业解惑，尤重医德，其"道无术不行，术无道不久"一句良言，让陈存仁享用终生。

陈存仁行医既能体贴患者病体，又关注病员心理，诊疗时既观求医者刻下之"颜"，又察其幕后之"色"，因此他悬壶济世生涯中（包括后来至港）结识了一大批民国名流，如章太炎、吴稚晖、于右任、胡适、张学良、秦瘦鸥、陆小曼、王人美、王丹凤、林黛，以及流氓大亨杜月笙、狗肉将军张宗昌和特务头子戴笠等，使他的医务生涯留下了很多生动有趣的传闻。

巧用水果治肠炎

陈存仁常到吕班路为廉南湖夫人吴芝瑛（冒险义葬秋瑾者）老太太出诊，一天，吴老太太让仆人阿林带陈存仁到楼上为她的一位亲戚看病。虽只在楼上，中间却用楼板隔绝，用铁链锁着（如走旁门，还须"对口令"）戒备森严。

陈存仁推门而入，扫视了一下室内，一小木板床，一大木板桌，一老式白木橱，奇怪的是屋里码着30多只木箱。可谓陈设简陋，四壁萧条。木板床上躺着一个老者，觉得面熟（报上见过），原是国民党元老吴稚晖。

此人生性古怪，平素自称"一生一世不吃药的，只靠自己身体上大自然的力量来恢复健康，吃多了药或是吃错了药，反而会送命"。这次得了急性肠炎，大泻特泻，有时不待入厕，大便已经泻出，肚子疼得特别厉害。

吴稚晖见到陈存仁后，声明自己虽然腹痛暴泻，但是"不吃药"。并毫不客气地说："医生都是牛头马面，阎罗王的帮凶。"言谈时，又觉肚子骤痛，急忙如厕大泻。陈存仁善于体谅病人的心理，顺应吴稚晖的话题就坡下驴，等他泻完回屋后，陈存仁讲："你不吃药，我也赞成，但你平时吃不吃水果呀？像山楂、石榴之类。"吴稚晖回答道："只要不是药，我都吃。"陈存仁顺其话音，马上让阿林去买了山楂炭 5 钱，石榴皮 8 钱来煲汤，让他当茶饮下。喝下不久，就感到"肚里咕噜作响，但肚痛倒止了"，又喝了一次，肚子居然不痛不泻了。

次日，陈存仁过来回访，吴稚晖高兴地说："泄泻已经给你搅好了"，并拿出写在红格子账簿上的日记让他看。只见本子上面记载的是昨日腹泻时"秽气薰腾，粪花四溅"的狼狈状。陈存仁捧腹大笑，随即写了一首打油诗：

半个钟头半截腰	居然遮盖绝绝好。
不是亲眼看见过	不信有此不得了。
无锡常言称老小	人到老来就要小。
出屎出尿平常事	还要装出大好老。

吴稚晖似属于"自用意而不任臣（医）"之流。陈存仁诊疗时巧妙与之周旋，借助寻常食物治疗其疾病，山楂消积，石榴皮止泻。真是孙思邈所谓"善用食平疴"的良医也。

治愈于右任伤寒病

民国二十二年十月的一天晚上八点钟左右，陈存仁正在家中请客，有一位沈姓小姐翩然而来，艳惊四座，陈太太忙出面招待。沈小姐告诉陈存仁说，有一个紧要的病人，需要他即刻出诊。陈存仁回答道："晚上不出诊，何况嘉宾满座，怎能离开？"沈小姐不慌不忙地向四座说了几句抱歉的话后，自作主张拉着陈存仁就走，大家也奈何不了她。

他们来到金神父路花园坊的一幢房子，上了二楼，看到房间的床上躺着一个人已睡着了。沈小姐让陈存仁在外间略等一下，自己走进房间，安静地坐在床边。不多时，睡者已醒，且有微咳，于是沈小姐轻轻地将他引进内室。陈存仁定神一看那人，觉得似曾相识，略一思索，恍然认出这人就是国民党元老于右任先生。

沈小姐向于右任介绍说："这位是陈医生，春间某人的毛病，就是陈医生看好的。"于右任接着就问："是中医？还是西医？"沈小姐回答说："是中医。"右老点头说："对，我的病非看中医不可。"一面说一面就伸出手来让医生诊脉。陈存仁诊脉后发他热度极高，病属"湿温伤寒"，于是他对于右任说："这个症候，我怀疑是某一种病，要想验一验血，可以更准确地把握病情。"于右任答道："你是不是疑心我生了伤寒症？"陈存仁唯唯点头。他说道："你的诊断是对的，因为前三天在南京中央医院，他们替我验过血，说我的白血球比数不对，是伤寒症的开始，我一听到伤寒两字，就想到这种病非中医看不可，所以不顾一切，私自由南京坐火车到上海，情愿睡在'沈七妹'家里，请中医来诊治。"接着又补充一句话说，七妹是我师沈淇泉太史公的女公子。

陈存仁在询问了病史之后，又详细对病人讲解了病情及治疗方法。于右任对沈小姐说："这位陈医生，很有道理。"

次日，陈存仁再次来出诊，发现病情轻松了好多，继续诊治善后。几天后热度退清，到了十五天后病退身安。经过这场病以后，于右任对陈存仁的印象很好，两人有了来往。

有一天早晨，陈存仁去探望于右任，他问道："今天大概可以不吃药了吧。"陈对他讲说："药是不要吃了，该用一些西洋参、金石斛之类的营养品煮水代茶。"两人边煮茶，边饮茶，相谈甚欢。

忽然于右任说道："呵！呵！这一回我的病，幸亏你为我治愈，我非常感激。但是我生平没有钱，年轻时以教书为生，现在仅拿公务员的薪水，所有办公费，机密费一概不受，所得薪水，只够很清苦的家用，到东到西，袋里从不带钱，身上只有一个'褡裢袋'，别人是放银子的，我的褡裢袋只放两颗图章，参加任何文酒之会，或者有人馈赠文物，我别无长物为报，只好当场挥毫盖上两个印就算了。这一次你为我诊视了很久，我预备写一本怀素体的千字文答谢你。"陈存仁毫不谦逊地表示接受，说："右老是国家之宝，你能送我一本千字文，是一种殊荣，比送诊费贵重得多。"他听了就仰天大笑，极为得意。此后两人成为知交，常有来往，于右任每次到上海来，多与陈存仁会晤。

张学良戒烟后调理

"九一八"事变以后，张学良发奋戒绝鸦片嗜好，到上海请密勒医生帮他全身换血，上海滩大亨杜月笙为他提供了一套豪宅，专门供他居住。张学良戒烟后身体极度虚弱，需要中医调补一下。杜月笙一向喜欢看中医、服中药，与上海滩名医陈存仁素有来往，于是推荐他为少帅诊病。陈存仁在张学良参谋长陪同下来到张学良的住处，只见少帅面目黧黑，身体瘦削，穿着一件长衫在屋里踱来踱去。见陈存仁到来马上过来握手，并说了相当客气的话。陈存仁一边观察少帅的神色言行举止，发觉虽然大烟已戒掉，但体力也已经消耗殆尽，身体衰弱程度已经到极点。诊脉之后，便开出处方，均为一些名贵补药。方中第一味药是吉林人参，第二味是关东鹿茸，并特地关照去英租界大马路乐家老铺达仁堂去配方。副官在一旁说道：人参、鹿茸咱从北方带来还有两箱。说话间，已经把两个箱子抬到了少帅跟前，陈存仁一看，这些人参都是天字号吉林老山人参，价格不菲。张学良照方连续吃了半个月以上中药，身体逐渐恢复，后来就奉命出洋考察去了。

治愈戴笠颈部瘰疬

抗战胜利后的某一天，陈存仁接到一个自称姓马的人的电话，要求他到杜美路一号出诊。陈存仁到了那一看，原来是杜月笙的新宅。原来那位马先生颈项间生了一个大核，在他前面已经有两个中医看过了，但是消来消去消不掉。后来经过时寿彰先生介绍，请陈存仁过来看一下。这个时寿彰后来当了中央印制厂厂长，这厂是专门印制钞票及邮票的。

陈存仁仔细按摸检查了颈部肿块，然后告诉马先生：这种核子，轻的叫虚核，小孩子玩得太厉害或发热之后，常常生这种核，如果大人生，多属病核，俗称病串，会一颗一颗地连串起来，再重的叫作瘤，便有性命出入了。马先生问道：是不是毒瘤？陈存仁讲绝对不是，瘤是结块之状，推都推不动的，你的核是活动性的，不过是比较大的瘰疬而已。马先生听后说：用什么医法，就由你做主，不过我不愿意接受刀割，或是用药使它腐烂。

经过半个月治疗之后，病核已经消了一大半。一天马先生对陈存仁讲：我现有要事要到别处去，你不妨多给我一些消散药，等我回来再讲。又问道：我请你看了这么久，他们究竟付了你多少诊金？陈存仁答道：从未受过一个钱。马先生拉开抽屉，里面有十多块金表，他对陈存仁讲：这是我爱好之物，你喜欢的话，随便拿三个五个不成问题。陈存仁随手取了一块说道，已与诊金相符了。马先生说：那么我再送你一张照片留作纪念吧。于是取出一张八寸大的照片，上款写陈存仁的名字，下落款"戴雨农"三字。陈存仁看了以后大吃一惊，原来马先生就是大名鼎鼎的军统特务头子戴笠，于是他马上拿着签好名的照片称谢而退。

巧治作家张恨水子奇病

近代蝴蝶鸳鸯派作家张恨水一生创作了100多部通俗小说，如《金粉之家》《啼笑因缘》等长篇言情小说。他曾对儿子张晓水说过："咱们中国三件宝，也就是国术、中医、经史子集，都是国粹。"

据陈存仁《我的医务生涯》一书记载，张恨水的一个儿子有尿床毛病，被褥天天被尿湿，常常弄得满屋子的尿臭气味。有一次，家里仆人携他来陈存仁诊所诊治遗尿症，无奈孩子非常顽皮，坚决不肯服药，只能作罢。每天遗尿如故，家里人也拿他没有办法。

这个孩子由一个女佣人所带，每天夜里遗尿在床使她不堪其扰。一次这个女佣从街坊中打听到一个方法：每天晚上用头发丝重重勒紧小儿生殖器，最后打一个活结，便可免除夜半遗尿。第二天清晨再将活结解开，小便如常。女佣如法行事，但在最后打结时，因发丝打滑竟然打成了死结。一开始小孩以为这是好玩的事情，还在欢笑喜乐。过了一段时间，生殖器逐渐肿胀起来，特别是发丝缠绕的地方开始疼痛，随后肿胀加剧，孩子因疼痛开始哭闹了。女佣见此状况，惊恐万分，但苦于无法把死结打开。眼见着小儿生殖器越肿越大，阴茎两端肿胀成葫芦状，发丝深深嵌入皮内，已经看不到发结所在，阴囊也肿成尿泡状。而此时小儿因剧痛难忍而哭叫吵闹不休，哭叫声也惊动全家人。慌忙之中欲送医院救治，有人想到陈存仁医生经常为张恨水及家人治病，于是请他先过来诊治。

陈存仁诊视了小儿情况后，觉得小儿阴茎阴囊肿胀非常严重，如果贸然采用外科手术，是否能将发丝剪断亦是问题。因为发丝柔韧，极难用力剪断，何况此时发丝已经隐没于皮肉之中难以见到。略加思索之后，他先到邻近药材铺拿了冰片末五钱、薄荷晶五钱、明矾末二钱，用冰柜中的雪水一大盂调匀，然后让小孩平卧后，用海绵浸入雪水，然后敷在小儿生殖器上。小儿生殖器经过冷敷处理后，充血减轻，肿胀消退明显。继续用冰药冷敷肿胀处，不多时，阴茎阴囊肿胀完全消除，随着阴茎遇冷缩得很小，缠绕在上面的发丝也松弛开来，只需用手轻轻一拽随即脱落。憋了一夜的尿也痛快地解出来了。小儿折腾一夜通宵未眠，此时方得以昏昏入睡。陈存仁随后对勒发丝处的阴茎皮肤破损腐烂作了处理，外敷生肌散少许，不久破损之处即愈合完好。

愈袁雪芬肺结核病

民国时期著名越剧演员袁雪芬由于繁忙的演出而劳累过度，出现反复发热症状，剧院请来当时上海名医陈存仁为她诊治。陈存仁常去剧院后台为袁雪芬治病，他看到袁雪芬常穿着戏装就躺在衣箱上。经过诊脉察病后，觉得反复发热当为肺病潮热，于是建议她停止演出，长时间休养治病。但袁雪芬未遵医嘱继续演出，这样拖延了一些日子，直到有一天突然吐血，这才不得不停演休养。之后由陈存仁治疗，每天早晚诊视一次，经过一个月的治疗和休养后，病情有了好转。袁雪芬认为自己的病已经差不多痊愈了，要求登台演出。陈存仁带她来到虹桥疗养院进行 X 光检查，发觉肺尖部位还有阴影，于是只能继续休养。经过两年治疗休养后，经 X 光复查阴影已经钙化了，陈存仁这才说：你可以登台了。

1949 年初，陈存仁移居香港，行医之余仍勤奋写作。他在香港销路最大的《星岛晚报》上开辟了一个专栏《津津有味谭》，专门谈吃的学问及饮食疗法，提倡在汤菜中加些滋补中药，颇受讲究进补的港粤人士的欢迎。这个专栏每日一篇，一年 365 天从未间断，一写就是二十年。陈氏不收一文稿酬，但是要求文章刊登的版面位置固定不变，他希冀的是一种广告效应，名声很快在读者中传播开来，因此来到香港不久，诊务便打开了局面。

参 考 文 献

［1］《全国报刊索引》数据库.

［2］ 国际劳工局中国分局.近四年来上海的劳资纠纷（附表）［J］.国际劳工通讯，1938，5（6）：1～147.

［3］ 国际劳工局上海分局.近四年来上海的罢工停业（附表）［J］.国际劳工通讯，1938，5（5）：1～97.

［4］ 肖风斌.近代申城名中医的日常生活［J］.档案春秋，2014（4）：43～44.

［5］ 上海市政府社会局.近五年来上海之劳资纠纷［M］.上海：中华书局，1934.

［6］ 黄树则.中国现代名医传［M］.北京：科学普及出版社，1985.

［7］ 中国人民政治协商会议上海市委员会文史资料委员会.海上医林：上海文史资料选辑第六十七辑（中医专辑）［M］.上海：上海人民出版社，1991.

［8］ 施杞.上海历代名医方技集成［M］.上海：学林出版社，1994.

［9］ 浙江省政协文史资料委员会.浙江文史集粹（第5辑）教育科技卷［M］.杭州：浙江人民出版社，1996.

［10］《名医摇篮》编审委员会.名医摇篮——上海中医学院（上海中医专门学校）校史［M］.上海：上海中医药大学出版社，1998.

［11］ 张建中，金芷君.中医与文化漫谈［M］.上海：上海中医药大学出版社，2001.

［12］ 陈存仁.津津有味谭［M］.桂林：广西师范大学出版社，2006.

［13］ 陈存仁.我的医务生涯［M］.桂林：广西师范大学出版社，2007.

［14］ 陈存仁.银元时代生活史［M］.桂林：广西师范大学出版社，2007.

［15］ 上海市中医文献馆，上海中医药大学医史博物馆.海派中医学术流派精粹［M］.上海：上海交通大学出版社，2008.

［16］ 杨忠.丁甘仁传［M］.上海：上海中医药大学出版社，2008.

［17］ 刘朝圣，曾顺，毛武塬.名医用药佳话［M］.北京：中医古籍出版社，2008（8）：54.

［18］ 朱鼎成，李鑫编.海派文化丛书——海派中医［M］.上海：文汇出版社，2010，8.

［19］ 金芷君，张建中.中医文化掬萃［M］.上海：上海中医药大学出版社，2010，4.

［20］ （清）张锡纯著；于华芸，赵艳，季旭明等校注.医学衷中参西录［M］.北京：中国医药科技出版社，2011.

［21］ 张存悌，张勇，杨立春.中医往事［M］.北京：中国中医药出版社，2012.

［22］ 邵雍.社会史视野下的近代上海［M］.上海：学林出版社，2013.

［23］ 张孙彪.中国近代医学社会史探微［M］.厦门：厦门大学出版社，2016.

［24］ 尹倩.民国时期的医师群体研究（1912～1937）——以上海为中心［D］.华中师范大学博士学位论文，2008.

［25］ 曹春婷.民国上海国药业研究（1927～1949）［D］.上海师范大学博士学位论文，2015.